AF567826

Dr. Csilla Jámbor

NOTRUF DER SEELE

Eine Ärztin findet die wahre Medizin auf dem Weg zu sich selbst

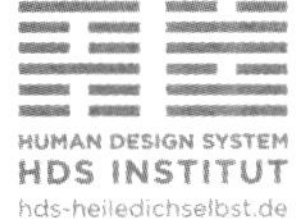

NOTRUF DER SEELE

Eine Ärztin findet die wahre Medizin
auf dem Weg zu sich selbst

1. Auflage 2023

www.hds-heiledichselbst.de

Projektplanung: Ina Kleinod
Lektorat: Natalie Nicola
Gestaltung: Kerstin Fiebig
Coverfoto: Tünde Márton
Druck: FINIDR, s.r.o.

ISBN 978-3-00-076965-8

Das Buch richtet sich ausdrücklich an Menschen jeder Geschlechteridentität, vor allem auch da, wo im Text aus Gründen der Leseleichtigkeit, des Textumfangs oder des situativen Stilempfindens bspw. ein generisches Maskulinum verwendet wird.

Dr. Csilla Jámbor

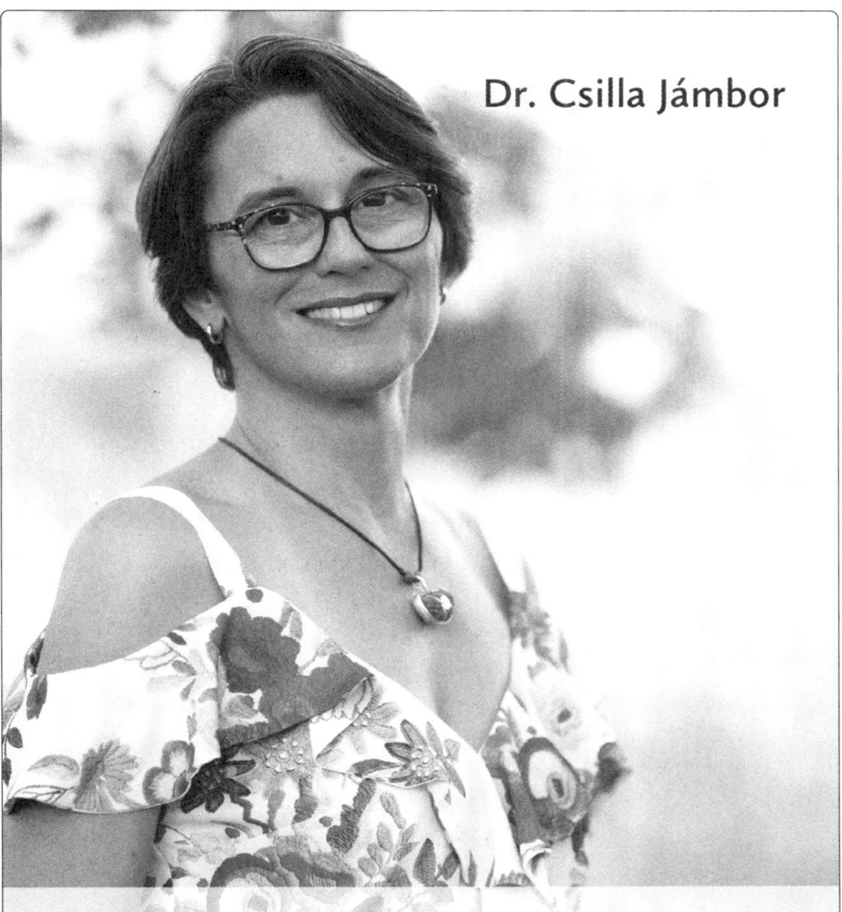

NOTRUF DER SEELE

Eine Ärztin findet die wahre Medizin auf dem Weg zu sich selbst

GRUßWORT

Dieses Buch einer großartigen Frau über ihre faszinierende Reise zu sich selbst ist wirklich spannend und zutiefst berührend.

Es war – und ist – für mich eine große Freude, Csilla auf den befreienden Stationen ihrer Selbstfindung zu begleiten. Ihr leidenschaftlicher Wunsch, die innere Wahrheit zu ergründen sowie ihr intensives Verlangen, sich zu befreien und tiefe Klarheit zu finden, war der fruchtbare Boden, auf dem die Schritte ihres Erwachens geschehen konnten.

Ebenso freut es mich, dass am Beispiel ihres Weges wichtige Grundlagen meiner Bewusstseinsarbeit lebendig nachvollziehbar werden. Diese zu verstehen und selbst zu erleben, gehört zu dem Wertvollsten und Beglückendsten, das wir in unserem Menschsein erleben können. Es schenkt uns die Gewissheit eines tiefen Sinns in allen unseren Lebenserfahrungen und lässt uns die verwandelnde Kraft unseres wahren Wesens erfahren. Auf diesem Weg lernen wir, wahrhaft zu lieben. Denn bei jedem Schritt echter Heilung, Befreiung und Transformation ist immer die große Liebe, die Essenz unseres göttlichen Seins beteiligt.

Von Herzen wünsche ich allen LeserInnen viel Inspiration und Tiefgang beim Lesen dieses wundervollen Buches.

Gerd Bodhi Ziegler

INHALT

EINFÜHRUNG

Ich wollte als Ärztin Karriere machen. Als hervorragend ausgebildete Anästhesistin und Intensivmedizinerin eines großen deutschen Klinikums war ich auch recht nahe dran und wechselte deshalb nach der Facharztprüfung an eine Uniklinik, um mich neben der klinischen Tätigkeit mit Begeisterung der Forschung zu widmen. Ich hatte das Gefühl, gut voranzukommen. Nach wenigen Jahren zeigte sich allerdings, dass meine Seele andere Pläne hatte. So sendete sie mir, während meines 16-Stunden-Alltags in der Klinik, im Labor oder am PC ununterbrochen sanfte Botschaften in Form von Befindlichkeitsstörungen und schließlich kleineren Erkrankungen, die ich bagatellisierte, bewusst ignorierte, oder oft nicht einmal richtig wahrnahm. Ich beherrschte das recht gut, da ich in den ersten drei Jahrzehnten meines Lebens sehr stark auf einen »erfolgreichen« Kampf mit den unterdrückten inneren Bedürfnissen meiner Seele konditioniert worden war. Dabei hatte ich verlernt, meine wahren

Gefühle wahrzunehmen und die Signale meines Körpers richtig zu deuten. Keine warnende innere Stimme und kein körperliches Symptom konnte mich schließlich davon abhalten, mein unbekanntes und verborgenes wahres Selbst der erhofften Uni-Karriere unterzuordnen, welche meine ehrgeizige und bedürftige Persönlichkeit zunächst akribisch geplant und dann mit maximalem Einsatz umzusetzen versucht hatte.

Das ging so lange, bis ich dann, im Alter von 33 Jahren, auf einmal richtig krank wurde: Eine doppelseitige Lähmung der Stimmbandnerven als Komplikation bei meiner Schilddrüsen-Operation stellte mein damaliges Leben mit einem Schlag auf den Kopf. Am 16. Juli 2007 bin ich schwerbehindert aus der Narkose aufgewacht: komplett stimmlos, mit Schluckstörungen und Atemnot bei geringster Belastung. In der ersten Woche nach der Entlassung aus der Klinik wurde ich zweimal wegen eines akuten Atemnot-Anfalls mit Erstickungsgefühl wieder auf die Intensivstation eingeliefert. Sprechen konnte ich die erste Zeit nur, indem ich dabei einatmete. Die Botschaft aber verstand ich nicht. Ich glaubte, mein Körper würde irgendwann wieder tun, was ich wollte. Fünf Jahre lang war ich nachts regelmäßig und tagsüber stundenweise am Masken-Beatmungsgerät, damit ich mich von der anstrengenden Atemarbeit immer wieder erholen konnte. Als leidenschaftliche Tennisspielerin von Kindheit an war derzeit an sportliche Betätigung überhaupt nicht zu denken. Das führte zu einem sukzessiven Abbau meiner Muskulatur und dadurch zu noch mehr Bewegungslosigkeit mit entsprechenden Folgeerkrankungen körperlicher und psychischer Natur. Ich hatte unter anderem regelmäßig schwere Atemwegsinfekte, weil ich durch den fehlenden Stimmlippenschluss nicht abhusten konnte. Meine Stimme hatte sich nach mehrfacher stationärer Stimmrehabilitation und logopädischer Dauerbehandlung einigermaßen erholt, die Atemnot quälte mich aber zunehmend. So war

2009 eine erneute Operation erforderlich, um die Öffnung der Stimmlippen chirurgisch zu erweitern. Dadurch konnte etwas mehr Luft in meine Lungenflügel einströmen, ohne dass ich wieder komplett die Stimme verlor. In der zweiten Nacht nach der Entlassung aus der Klinik bekam ich eine Kehlkopfentzündung und war wieder am Beinahe-Ersticken. Mein Arzt-Ehemann versorgte mich mit den erforderlichen Infusionen und Medikamenten, bis der Rettungshubschrauber in unserem Garten landete und mich in die 250 Kilometer entfernte Klinik zurückflog. Nach Abklingen der Infektion ging der Kampf um die Luft wieder los, auf einem minimal verbesserten Niveau. Es gab immer wieder gute Zeiten – eine Rückkehr zu normaler körperlicher Belastung war aber nie möglich. In meinen schlimmsten Zeiten wünschte ich mir, einfach einmal nicht mehr atmen zu müssen. Ziele hatte ich weiterhin. Ein Teil in mir war zutiefst deprimiert über die Einschränkungen, der andere Teil wünschte und hoffte, dass alles gut werden würde. In dieser Zeit wurde ich schwanger. Obwohl ich wusste, dass eine Schwangerschaft mich noch mehr fordern würde, wollte ich unbedingt ein Kind haben. Die Schwangerschaft war komplikationsreich. Einerseits die ununterbrochene Atemnot, andererseits die permanente Übelkeit und Sensibilität gegenüber allen Reizen, die mich Kraft kosteten. Ich hatte Ganzkörperschmerzen und Schlafstörungen. Ab dem siebten Monat kam es zu einer deutlichen Verschlimmerung der Atemnot. Das Kind musste per Kaiserschnitt geholt werden und kam auf die Intensivstation für Frühchen. Rückblickend hatten wir viel Glück – es ging alles gut. Nach drei Wochen in der Klinik sind wir alle drei erschöpft, aber sehr glücklich nach Hause entlassen worden. Die gesundheitlichen Herausforderungen ließen aber nicht nach. Mein Bluthochdruck ließ sich kaum einstellen, die Atemwegsinfekte gestalteten sich immer schwieriger und langwieriger. Die Bewältigung des Alltags war mir nicht mehr möglich – für mein Überleben sorgten eine hervorragende medizinische Versorgung durch zahlreiche Ärzte, neben meinem Ehemann, Logopädin, Osteopathen, Krankengymnasten sowie ein »Hofstaat« mit Reinigungskraft, Köchin, Gärtner und Babysitter. Meine Karriere als Patientin war in voller Blüte, als ich im Frühjahr 2012 wieder auf der Intensivstation lag. Diesmal gab es die Empfehlung zur trachealen Dauerkanülierung, um die chronischen Infekte und drohende pulmonale Hypertonie, eine Überlastung der rechten Herzkammer, zu verhindern.

Aus lauter Verzweiflung und Hilflosigkeit – vor allem aber aus Angst um meine kleine Tochter, der ein Aufwachsen als Halbwaise drohte – fing ich an, in alternativmedizinischen und spirituellen Heilverfahren Hilfe zu suchen. Als Verfechter der Schulmedizin musste ich mir bald eingestehen, dass die Schulmedizin meinen Zustand nicht weiter verbessern, sondern lediglich die auftretenden Komplikationen beseitigen und meinen Zustand auf einem sehr niedrigen Niveau stabilisieren konnte. Und dies zu einem hohen Preis. Ich entschied mich für einen neuen Weg. Nach regelmäßigen intensiven ayurvedischen Behandlungen erhöhte sich mein körperliches Wohlbefinden und ich bekam auch besser Luft. Das Eis war gebrochen. Von da an wurde mein Misstrauen gegenüber alternativmedizinischen Methoden durch die Hoffnung ersetzt, dass es da noch mehr zu entdecken gab, vielleicht auch ein Mittel oder Verfahren, das mich heilen konnte. Ayurveda blieb mein Begleiter, ich probierte alles aus, was erreichbar war und nahm weitere neue Heilverfahren und Ansätze hinzu. Die nächsten Jahre waren charakterisiert durch einen zunehmend erträglicher werdenden Kampf mit langsam wachsendem Wohlbefinden. Auch einige Irrwege sind mir in dieser Zeit nicht erspart geblieben. Aber ich konnte den Ursprung meines Leides biografisch, systemisch und karmisch Stück für Stück erkennen, begreifen und dadurch in etwas Anzunehmendes und Annehmbares verwandeln. Obwohl dieser

Prozess – gepaart mit einer immer umfassenderen Selbstfürsorge – sich schon richtig gut anfühlte, sogar zu einem alltagstauglichen körperlichen Zustand führte, blieb es dennoch ein Kampf. Heute würde ich sagen, meine Lösungsansätze erfolgten auf der Ebene der Persönlichkeit (manche nennen das Ego, mir ist der Begriff Persönlichkeit lieber, weil Ego abwertend klingt), gesteuert von der Motivation, *das Erwünschte erreichen und das Unerwünschte weg haben zu wollen*, meistens unter Kontrolle meines Verstandes.

Probleme in unserem Leben entstehen auf der Ebene der Persönlichkeit. Antworten und Lösungen hierfür sind auf der gleichen Ebene nur mühsam zu finden, mit viel Anstrengung und dem Einsatz von viel Energie und Zeit, oder gar nicht. Albert Einstein hat bereits vor mehr als 100 Jahren erkannt, dass Probleme nicht auf derselben Ebene gelöst werden können, auf der sie entstanden sind. Das bedeutet, die Lösung bedarf eines Wechsels der Ebenen. Es geht um den Wechsel von der »Persönlichkeitsebene« auf die »Essenz-Ebene«. Denn auf der Ebene von Essenz finden sich die Antworten mühelos und Lösungen geschehen, ohne etwas dafür tun zu müssen. All das wusste ich zunächst nicht. Diesen Zusammenhang durfte ich erst später kennenlernen und erfahren.

Ich war zufrieden und dankbar für die anfänglichen Heilungsfortschritte durch das Streben und Bemühen meiner Persönlichkeit. Dank meines unbeugsamen Willens und widerstandsfähigen Körpers konnte ich 2015, acht Jahre nach der Operationskomplikation, wieder einen Tennisschläger schwingen, wenngleich die Atemnot nicht mehr als zwei oder drei Schläge zugelassen hat. Ich war noch weit entfernt von meiner ursprünglichen Leistungsfähigkeit und Lebensqualität, aber wenn ich auf Schlaf und Regeneration achtete, bekam ich einen Teil meines Lebens zurück. 2019 begann ich meinen beruflichen Wiedereinstieg – inzwischen als ganzheitliche Ärztin. Meine Persönlichkeit wollte endlich etwas Sinnvolles tun.

Wenige Monate später, im August 2019 – für mich aus heiterem Himmel – geschah ein vollkommen unerwartetes, neues gesundheitliches Drama: Ein Tag am wunderbaren Tegernsee endete für mich erneut im Rettungshubschrauber. Gemeinsam mit einer Freundin nahm ich an einem Tennisturnier dort teil. Wir wollten ihren Geburtstag mit Wandern und guten Matches feiern. Ich bekam wenige Stunden nach meinem Spiel starke Schmerzen und mein oberer Blutdruck war über 220 mmHg. Meine Schmerzmittel hatte ich komplett verbraucht und ich brach beinahe zusammen, sodass der Notarzt mich in das nächstgelegene Krankenhaus transportieren ließ. Dort wurde eine Aortendissektion diagnostiziert und sofort der Rettungshubschrauber angefordert. Am Ende des Tages lag ich erneut in der mir aus jeder Perspektive beruflich vertrauten Atmosphäre der Intensivstation einer Uniklinik. Ich wartete dort – nun als Patientin – unter maximaler Überwachung auf die Rückkehr des begnadeten Gefäßchirurgie-Chefs aus seinem Sommerurlaub, damit er mich operieren konnte. »*Musst du denn alles mitmachen, Csilla?*«, fragte mich eine enge Freundin, die zusammen mit meiner Familie und einigen anderen mir nahestehenden Menschen die kommenden vier Tage um mein Leben bangte. »*Ja, offensichtlich muss ich das, und auch dieses Ereignis wird einen tieferen Sinn haben*«, war meine Antwort. Ich war überzeugt davon, dass ich auch das gut überstehen und diesen tieferen Sinn begreifen würde.

Es hat dann nur noch wenige Jahre gedauert, bis ich diese – inzwischen äußerst unsanften – Botschaften meiner Seele vollständig entschlüsseln konnte. Im Rahmen der Ereignisse am Tegernsee sorgte meine Seele dafür, dass mir am 15. August 2019 im Rettungshubschrauber die Gnade zuteilwurde, eine zunächst unbewusste Kapitulation meiner Persönlichkeit erfahren zu dürfen. Dieses Aufgeben fühlte sich an, als hätte etwas viel Mächtigeres in mir übernommen und mich in einen Raum geführt, der mit tiefem Frieden, Weite, Ruhe und Vertrauen erfüllt war. Ich war mir der lebensbedrohlichen Situation vollkommen bewusst und erlebte ein Hineinfallen in das Unbekannte, was sich freudvoller, erfüllter und vollkommener anfühlte, als jedes Szenario, das ich jemals erlebt oder mir mit meinem Verstand hätte ausdenken können. In diesem Moment begriff ich, dass wir unter allen Umständen getragen, geliebt, geführt und bestens ausgestattet sind, um die Herausforderungen, die das Leben an uns stellt, im Einklang mit unserer Seele zu meistern. Die Summe unserer vorhergehenden Erfahrungen ist genau der Weg, den die Persönlichkeit für ihren Reifeprozess benötigte. Nur ein Mensch mit gereifter Persönlichkeit ist in der Lage, die Identifikation mit ihr auch wieder aufzugeben. Ich hatte das vor diesem dramatischen Ereignis zwar rational verstanden, konnte aber den Widerstand dagegen, das »Wollen« loszulassen, nicht aufgeben. Meine Seele musste eine Situation kreieren, damit ich die vollständige Hingabe unbewusst und umfassend ERFAHREN konnte. Ich wusste in dem Moment allerdings nicht einzuordnen, was mir geschah. Dieses Wissen wurde mir erst später, im Rahmen meiner Ausbildung zum Essenz-Trainer geschenkt.

TEIL 1 – INNERE WAHRHEIT

Im ersten Teil dieses Buches sind meine Erkenntnisse vor dem Hintergrund der Ausbildungsinhalte in der Bewusstseinsschule NEULAND zusammengefasst und von meiner persönlichen Sichtweise geprägt. In der Schule von Gerd Bodhi Ziegler begegnen sich Menschen, die ihre innere Wahrheit immer wieder neu ergründen und dem Ruf ihrer Herzen und Seelen klar und kraftvoll folgen. In Offenheit und mit der Bereitschaft für tiefe Selbstbegegnung erschließen sich weitere und größere Räume der spirituellen und menschlichen Potenziale. Dies verwandelt unser Leben tiefgehend von innen her. Mit NEULAND werden diese befreienden Schritte über unsere bisherigen Grenzen hinaus bezeichnet. Dieses Sehnen tragen viele Menschen in sich.

Gerd Bodhi Ziegler ist Bewusstseinslehrer und -forscher sowie selbst Buchautor. Er hat sein ganzes Leben beruflich der Begleitung von Menschen gewidmet. In seinem kraftvollen Liebesfeld unterstützt er sie, sich selbst zu finden und ihre höchsten Liebes- und Bewusstseinspotenziale zu entfalten. In seiner Arbeit geht es immer darum, aus der Illusion der Trennung in das Bewusstsein der Einheit zu erwachen.

Im zweiten und dritten Teil geht es um meinen persönlichen Prozess des Erwachens, meine tiefgehenden Erfahrungen dessen, begleitet durch die Seminare der Bewusstseinsschule. Die Ausrichtung der Ausbildung zum Transformationscoach und Essenz-Trainer sind Selbst-Findung und Erwachen. Durch die Bearbeitung persönlicher Themen entwickelt sich zunächst unsere liebevolle und klare Präsenz von innen her. Sie unterstützt die Entdeckung unseres essenziellen Seins und die Freisetzung unserer höchsten Potenziale, so wie diese in unserem Seelenplan angelegt sind. Jeder Mensch ist zutiefst glücklich, wenn er im Einklang mit seinem individuellen Seelenplan lebt. Es wird als erfüllendes Wachstum und beglückendes Erwachen erlebt. Denn wenn die Essenz unseres wahren Wesens die Führung übernimmt, schenkt sie unserem Menschsein eine neue Klarheit, Kraft und Tiefe.

Ausgehend von der Einleitung für den Verstand bewegen wir uns also tiefer und tiefer ins eigene Innere hinein. So gut wie möglich werde ich die Reise in die Essenz an meinem individuellen Beispiel deutlich machen – im Kontext der Lebensschule.

Es ist eine Einladung, mit mir auf die intuitiven Ebenen des Daseins zu stoßen, die in unserem alltäglichen Menschsein allzu oft in Vergessenheit geraten sind. Denn die Themen und Herausforderungen, die mich zutiefst bewegen und berühren, sind im Menschsein allgegenwärtig. So kann eine faszinierende Dynamik entstehen, in der mein inneres Erleben und die eigenen Prozesse durch die Lesenden synchron vollzogen werden können. Die Klärung der Themen kann dann auch bei anderen ein erlösendes und befreiendes Erkennen auslösen.

PERSÖNLICHKEIT UND ESSENZ

Das Leben wird vorwärts gelebt und rückwärts verstanden. Das ist nicht nur ein Spruch, sondern genauso habe ich es erlebt. Bis vor 15 Jahren hatte ich keine bewusste Beziehung zu meiner Seele, zu meinem Sein. Seit ich mich erinnern kann, war ich dem Tun unterworfen und hatte das Nichts-Tun meiner frühesten Lebenszeit immer mehr vergessen. Trotzdem kamen manchmal unerwartete Erinnerungen an eine völlig andere Qualität von Lebensgefühl auf, die geprägt waren von Glückseligkeit, Frieden, Stille, Weite oder Vertrauen. Auslöser waren Reisen in wunderschönen Landschaften, intensive zwischenmenschliche Begegnungen oder auch der Genuss von süßen Kirschen, die schon mein Kindermund auf dem Baum unseres Nachbarn so geliebt hatte. Meine Persönlichkeit interpretierte diese Empfindungen zwar als erlaubt und entspannend, jedoch für sie lediglich dienlich im Sinne einer Ablenkung vom »richtigen« Leben. Sie achtete entsprechend stets akribisch darauf, dass diese unter ihrer Kontrolle blieben und nicht überhandnahmen.

Ich bin als Ungarin formal römisch-katholisch, aber im Kommunismus ohne religiöse Bindung aufgewachsen. Trotzdem hatte ich als Jugendliche und junge Erwachsene oft das Gefühl, dass es Situationen gab, in denen ganz offensichtlich eine höhere Macht mein Leben auf eine wohlwollende Art und Weise beeinflusste. So traf ich oft schon damals genau zum richtigen Zeitpunkt den richtigen Menschen oder wurde mit hilfreichen Informationen unterstützt – genau dann, wenn es gerade für mich wichtig war. Ich hatte als junger Mensch immer wieder das Gefühl, geführt zu werden. Öfter nahm ich eine leise Stimme im Inneren wahr, erlebte ein Innehalten oder eine direkte Inspiration. Ich wusste dann plötzlich, was in der derzeitigen Situation angebracht war. Da ich diese Ereignisse mit meinem Verstand weder erklären noch begreifen, geschweige denn beweisen konnte, schenkte ich ihnen nie genügend Aufmerksamkeit. Meine Persönlichkeit, der rationale Verstand, beanspruchte konsequenterweise regelmäßig und sofort die »Autorenschaft« an diesen Vorgängen, bis ich derartige Impulse so gut wie gar nicht mehr wahrnehmen konnte. Heute weiß ich, dass diese »Botschaften« auch aus mir, aus meinem Sein, entsprangen.

Es gibt zahlreiche Begriffe für dieses ungreifbare Etwas in uns – oder sind wir eher ein Teil davon? Es ist schwierig, diese Instanz mit Worten des Verstandes zu beschreiben. Seele, inneres Selbst, wahres Selbst oder höheres Selbst, innere Führung, Quelle, Gott, All-Eins, unsterbliches Bewusstsein, Christusbewusstsein, Sein oder Essenz sind nur einige der Synonyme dafür. Ich nutze die Begriffe Sein und Essenz, weil diese für mich am wenigsten der Persönlichkeit gegenüber überlegen klingen. Höheres oder wahres Selbst und Gott suggerieren, dass unsere Persönlichkeit im Vergleich zur Essenz minderwertig oder weniger wichtig sei – das ist aber nicht der Fall. Am ehesten kann ich sie als Einheit bezeichnen oder als eine Dimension des Bewusstseins, die im Universum zwar alles ist und alles beobachten, aber selbst nicht die Erfahrungen machen kann. Diese Instanz ist wie ein Bibliothekar, der zwar jedes Buch in seinen Regalen gelesen hat, aber selbst nichts davon persönlich erlebt oder erfahren hat. Sie ist die einzige Wirklichkeit, die alle vorhandenen Realitäten umfasst. Die Inkarnationen im Menschsein sind nur unterschiedliche Perspektiven dieser einen Wirklichkeit. Unsere Persönlichkeit ist also ein kleiner Teil, eine Perspektive, eine Projektion unserer Essenz. In unserer dreidimensionalen Welt können wir die Existenz von Essenz weder nachweisen noch ist sie der Persönlichkeit bewusst. Daher identifizieren wir uns zunächst mit unserer Persönlichkeit. Genau das macht das Wesen des Menschseins aus: durch das Vergessen, wer wir wirklich sind, nämlich unsere Essenz, leben wir in der Identifikation mit unserer Persönlichkeit, in der Illusion des Getrenntseins. Es ist, wie zu schlafen und während des Schlafs zu träumen, man sei wach.

Die Erinnerungen an die zahlreichen, friedvollen, positiven Empfindungen, die ich im Zustand des Nichts-Tuns erlebt habe, waren Qualitäten der Essenz und ein Zeichen, dass ich immer wieder mal kurz mit ihr verbunden war. Jeder Mensch kennt diese Qualitäten, es ist uns lediglich nicht bewusst, dass sie Facetten unserer Essenz, unseres wahren Seins sind.

Die beiden Ebenen, also Persönlichkeit und Essenz, sind – aus der Illusion des Getrenntseins gesehen – ähnlich wie zwei Etagen eines Hauses, zwischen denen vergessen wurde, eine Treppenverbindung zu bauen. Die obere Etage, die beim Aufwachsen ausgebildete Persönlichkeit, hat zunächst keine Ahnung mehr davon, dass unter ihr noch eine andere Ebene existiert. Die untere Etage, die Essenz, weiß wohl über die Existenz des oberen Stockwerks. Sie ist gütig, sie stützt und behütet die Persönlichkeit. Sie ist wie ein Fundament, vermittelt der oberen Etage Sicherheit, Getragen- und Geliebt-Sein, ohne dass dies der Persönlichkeit überhaupt bewusst ist. Diese ist nämlich im Erwachsenenalter meist nur auf die Außenwelt fokussiert und kommt zunächst nicht auf die Idee, unterhalb von sich selbst, im Verborgenen und Unsichtbaren, nach etwas zu suchen – den Kontakt zur Essenz wieder aufzunehmen. Sie nimmt zwar vielleicht im Laufe ihrer Erfahrungen in der Außenwelt immer wieder ein sanftes Klopfen aus dem unteren Stockwerk durch die Decke wahr und fragt sich möglicherweise irgendwann, ob da unten doch noch etwas anderes existiert, was zu ihr gehört, oder von der sie sogar ein Teil sein könnte. Doch sie gibt diesem Gefühl im Allgemeinen nicht nach. Es kommt zu Situationen, durch die der innere Drang zur Erkundung größer wird. Dem oberen

Stockwerk bleibt dann nichts anderes mehr übrig, als den Fokus zu verlagern und zu versuchen, eine Treppe nach unten, zur Innenwelt, zur Essenz zu bauen.

Die Persönlichkeit, die obere Etage, gibt dem inneren Drang zur Erkundung häufig nicht freiwillig nach. Zu starr ist der Fokus auf die Außenwelt gerichtet. An dem Punkt können auch dramatische Ereignisse im Außen geschehen, die die Decke zwischen den beiden Etagen gewaltvoll zum Einstürzen bringen. Die Persönlichkeit fällt unerwartet, unkontrolliert und unbewusst in die Essenz des Seins. In Gottes Hände. So etwas Ähnliches erlebte ich 2019 nach meiner Aortendissektion im Rettungshubschrauber.

Ebene der Persönlichkeit

In ihrem Tagesbewusstsein leben die meisten Menschen auf der Ebene der Persönlichkeit in einer Dualität. Dualität bedeutet Getrenntsein, Zweiheit oder Gegensatz und ist das Gegenteil von Einheit. Sie ist ein Aspekt des Trennungsbewusstseins, das die Ebene der Persönlichkeit charakterisiert. Auf dieser Ebene ist alles in der Welt zweigeteilt, entweder das eine oder das andere: richtig oder falsch, gut oder böse, groß oder klein, hell oder dunkel, männlich oder weiblich usw. Die Dualität wird durch unseren Verstand erschaffen, weil die beiden Seiten gleichzeitig zu erleben, für den Verstand verwirrend ist. Urteil, Trennung und Bewertung sind menschliche Instrumente zum besseren Verständnis und zur Orientierung auf der Ebene der Persönlichkeit. Dabei ist unser Denken und Handeln nach Außen gerichtet und es ist uns nicht bewusst, dass die Dualität die Folge unserer beschränkten Wahrnehmung im Bewusstsein der Trennung ist. Wir erfüllen unsere Rollen meistens, ohne dass uns eine mögliche Verbindung zur Essenz bewusst wäre. In meinem Beispiel etwa als Ehe-Frau, Mutter und Ärztin. In der Identifikation mit unserer Persönlichkeit können wir zunehmend den Kontakt zu unserem wahren Selbst verlieren und uns dann von unserem ganzen Sein getrennt fühlen. Daher wird unser Bewusstsein auf dieser Ebene auch als Trennungsbewusstsein bezeichnet. Der Begriff beschreibt in Kurzform, dass unsere Persönlichkeit sich selbst in der Illusion des Getrenntseins erlebt. Illusion ist eine Einbildung, die so stark ist, dass wir glauben, sie sei wahr. Die Illusion der Dualität beschreibt also die Einbildung des Getrenntseins und sie ist die größte Illusion unseres Daseins. Auf dieser Ebene entstehen unsere alltäglichen Probleme, Konflikte und das Leiden. Wir fühlen uns nicht gesehen, nicht verstanden – getrennt! Wir können unsere tieferen Bedürfnisse irgendwann gar nicht mehr wahrnehmen. Das Erleben des Getrenntseins kann sich auf unterschiedlichste Weise ausdrücken. Viele tappen in die Ego-Falle, alles dreht sich nur noch ums »Ich, Ich, Ich«, und sie versuchen einen gefühlten inneren Mangel durch etwas im Außen zu füllen, etwa durch Projektion (der/die Andere soll mich glücklich machen), Ersatzbefriedigung (Konsum) oder Sucht (von Arbeitssucht bis Drogen). Weitere typische Gefühle im Trennungsbewusstsein sind: Wut, Hass, Zorn, Rache, Neid, Schuld, Scham, Angst, Unsicherheit, Hilflosigkeit, Verzweiflung, Enge, Schwere, Hoffnungslosigkeit, Verlassenheit, Gier, sich einsam fühlen und vieles andere mehr. Im Grunde ringt die Persönlichkeit hier darum, durch zahlreiche leidvolle Erfahrungen das scheinbar verlorene Echte wiederzufinden. Das kann nicht gelingen, da die im Außen nach etwas suchende Persönlichkeit weder bedingungsfrei lieben noch die wirklich wichtigen Dinge in ihrem Leben verändern kann. Die Probleme unserer Persönlichkeit mit dem Leben sind daher auf der gleichen Ebene nur mühsam, mit viel Anstrengung und dem Einsatz von Energie und Zeit zu finden – oder gar nicht.

Ebene der Essenz

Die Ebene der Essenz ist die Ebene der Einheit und des Eins-Seins mit allem, im erweiterten Bewusstsein. Hier gibt es keine

Dualität und es existiert weder Raum noch Zeit: Alles ist verbunden und eins. Diese Ebene ist rational nicht erklärbar, sie ist nur erlebbar. Dieses Unbeschreibliche wird mit Begriffen bezeichnet wie Quantenfeld, vereinheitlichtes Feld, göttliche Energie, universelles Licht, Raum außerhalb der Matrix oder einfach: Essenz. In der Meditation zeigt sich diese Ebene häufig als ein sich öffnender Raum mit einer deutlich spürbaren Intensität im Bereich des Kronen- oder Herz-Chakras. Die wahrgenommene Intensität hat meist eine oder mehrere der Essenz-Qualitäten: Raum, Weite, Frieden, Freude, Lebendigkeit, Dankbarkeit, innere Ruhe, Stille, Mut, Güte, Freiheit, Klarheit, bedingungsfreie Liebe, Eins-Sein, Fließen, Verbundenheit, Vertrauen, Getragen-Sein, Hingabe, Glückseligkeit uvm. Für mich ist Klarheit eine der bedeutsamsten Essenz-Qualitäten. Sie ist das essenzielle Potenzial des unerlösten Verstandes. Während die Ratio des Verstandes sich in der Illusion des Getrenntseins mit Vergangenheit oder Zukunft beschäftigt, »Rechenleistungen« erbringt oder Möglichkeiten ausmalt, durchschaut die Klarheit auf dieser Ebene die Illusion der Trennung. Wenn die Klarheit des wahren Seins eintritt, schweigt der Verstand. Dies ist vergleichbar mit einem Fußballspiel, das auch dann exakt so weitergeht, wie es laufen soll, wenn der Sportreporter aufhört, es zu kommentieren. Es ist der Moment, wo die begrenzte Ich-Identität beiseitetritt, um die für uns wirklich wichtigen Angelegenheiten der einen großen Kraft zu übergeben, die durch uns wirkt. Denn die Schwergewichte unseres Lebens bewegt nicht die Persönlichkeit. Auf der Ebene von Essenz finden sich die Antworten auf die Probleme der Persönlichkeit oft mühelos, es kann geschehen, dass sie sich von allein auflösen, ohne dafür aus persönlicher Kraft etwas tun zu müssen. Ohne Streben, Wollen und Kontrolle der Persönlichkeit – allein durch Hingabe.

ERWACHEN UND BEWUßTSEIN

Kehren wir für einige Augenblicke zu dem Bild des zweistöckigen Gebäudes zurück. Hier ist das Erwachen im Menschsein der Prozess, in dem die obere Etage die untere entdeckt. Es geht im Leben allerdings nicht nur darum, das Bewusstsein für die Existenz der unteren Etage zu entwickeln, sondern vielmehr auch die Verbindung zu ihr erneut aufzubauen. Die Bauanleitung für diese »Treppe« wird ununterbrochen und geduldig in Form von sanften, über weniger sanfte bis hin zu sehr unsanften Hinweisen von der unteren Etage nach oben ausgesendet. Zunächst als sanftes Klopfen, dann ein leichtes Hämmern, bis hin zu unüberhörbarem Donnern. In diesen aufeinander aufbauenden Lektionen darf die obere Etage zunehmend lernen, darauf zu vertrauen, dass die untere Etage wirklich besser weiß, was für die oben am besten ist und eine Brücke zu ihr bauen. Durch die Hingabe kann die obere Etage eine immer stärkere Kommunikation mit der unteren aufnehmen und sich führen lassen. Ins Leben übertragen bedeutet dieser Prozess eine bewusste Verlagerung des chronisch im Außen abgelenkten Fokus der Persönlichkeit nach innen. Es ist dann wie eine schrittweise Öffnung der Persönlichkeit für etwas Mächtigeres, bis hin zur vollständigen Hingabe an die Essenz.

Anders formuliert, wir träumen nicht mehr, dass wir wach sind, sondern wir erwachen tatsächlich aus dem Traum. Wenn wir schlafen, können wir zwar träumen, dass wir erwachen, wir werden aber dann feststellen, dass dies ein neuer Traum ist. Das ist, was die meisten Menschen wollen: ein Erwachen, das nicht erforderlich macht, den kuscheligen Traumzustand zu verlassen. Sie wollen nicht aus ihrem Traum erwachen, sondern lieber weiter träumen, sie wären wach. Es ist aber nicht möglich zu erwachen, indem man im Traum »Wachsein« spielt. Das Erwachen geschieht, wenn dafür die Bedingungen erfüllt sind. Das bedeutet in der Regel dann, wenn ein Mensch ausgeschlafen hat. Eine weitere, seltenere Möglichkeit, um aus dem Traum zu erwachen, ist die, dass der Traum so schrecklich ist, dass der Mensch vor Schrecken aufwacht. So war es wohl in meinem Fall, durch den Notruf meiner Seele.

Der Prozess des Erwachens ist eine massive Erweiterung des Bewusstseins, ein sich daran erinnern, wer wir wirklich sind. Es ist die 180-Grad-Wende, die sich in sehr vielfältiger Weise vollziehen kann. Es gibt zahlreiche Berichte über Erwachen innerhalb weniger Minuten im Rahmen einer Nahtod-Erfahrung, also im Zustand des klinischen Todes mit Herz-Kreislaufstillstand, wie sie etwa Pim van Lommel in seinem Buch »Endloses Bewusstsein« aufführt (Patmos Verlag, 2009, ergänzte Neuauflage 2023). Es gibt Darstellungen prolongierter außerkörperlicher Erfahrungen, etwa bei tagelanger, tiefer Analgosedierung, umgangssprachlich als künstliches Koma bezeichnet. Anke Evertz erzählt in »Neun Tage Unendlichkeit« von einer solchen, während Ärzte um das Überleben des Körpers bei einer lebensgefährlichen Verbrennung kämpften (Ansata Verlag, 2019) In »Blick in die Ewigkeit« schildert Dr. med. Eben Alexander seine Erfahrungen während eines »richtigen« Komas durch eine Hirnhautentzündung durch Bakterien, einer schweren Erkrankung des zentralen Nervensystems (Heyne Verlag, 2016). All dies sind seltene und spektakuläre Formen des Erwachens. Bei den meisten Menschen vollzieht sich der Prozess aber anders, weniger spektakulär: Es ist mehr eine langsame und mühsame, aber in sich schlüssige und logische Angelegenheit. Jeder Mensch, der die untere Etage in sich noch nicht entdeckt hat, hält unbewusst Ausschau danach. Da wir vergessen haben, wo wir herkommen, wissen wir nicht, wonach wir genau suchen. Früher oder später sind viele dann bei der Suche frustriert. Dennoch wird der Mensch weiter suchen, meistens am falschen Ort, in der einzigen für ihn sichtbaren Perspektive, im Außen. Es gehen Jahre vorbei, und die Suche hört nicht auf, das Leid wächst. Vielleicht erlebt der Mensch einen Schicksalsschlag, einen Verlust, oder einen anderen großen Einschnitt in seinem Leben. Irgendwann, wenn der Mensch unglücklich ist, besteht die Möglichkeit, dass er plötzlich tiefer geht, und erkennt, dass die bisherigen Identifikationen mit seinen Rollen nur Illusionen sind. Was ich mit all dem sagen will: Die Erfahrungen und Herausforderungen des Lebens sind dafür da, uns durch Frust und Leid und Unglück immer tiefer zu führen, um irgendwann erkennen zu können, dass wir viel mehr sind, als das, was wir von uns bisher gedacht haben. Um zu erwachen, müssen Menschen ihre Komfortzone verlassen und die untere Etage in ihr Leben integrieren.

Viele Menschen haben die Vorstellung: Wenn ich dies und jenes geschafft habe, dann bin endlich »ich« dran. Dann habe ich endlich genügend Zeit, Raum und Ruhe, um zum Beispiel täglich zu meditieren und mich um meinen Körper zu kümmern. Wenn ich das nur einige Monate lang machen könnte, ohne dass ich neue Herausforderungen bewältigen muss, dann könnte ich ein vollständiges Erwachen erreichen. Diese Orte, wo Menschen in ihrer Komfortzone bleiben und ihre Seele baumeln lassen können, existieren tatsächlich. Sie bewirken eine gute Regeneration und Erholung des Körpers, eine wohltuende Entschleunigung nach dem stressigen Alltag und können körperliche Beschwerden signifikant lindern. Das Problem kommt, wenn die »Auszeit« irgendwann endet und der Mensch in seinen Alltag zurückkehrt. Dort erfährt er, dass das »Erwachen« nicht nachhaltig und die Welt im Außen unverändert ist. Die temporär hohe Schwingung kann nicht aufrechterhalten werden, und der Mensch steckt erneut im scheinbar unendlichen Kreislauf von Stress und Ruhe, Anspannung und Entspannung, Sympathikus und Parasympathikus fest. Bis irgendwann auch der vollkommenste Plan für Selbstfürsorge scheitert und die Seele zum radikalen Erwachen drängt. Durch unsere Erfahrungen und Erkenntnisse können wir Stück für Stück begreifen und die Erkenntnis integrieren, dass unsere sich in Trennung befindende Persönlichkeit nur ein kleiner Teil unserer Essenz ist und wir uns dennoch über so viele Jahrzehnte vollständig damit identifiziert haben. Auf welchem Weg auch immer die Seele der einzelnen Menschen sie auf dieser Reise führt, der gemeinsame Nenner am Ende dieses Prozesses ist immer das Bewusstsein darüber, dass wir gleichzeitig in beiden Ebenen zu Hause sind. Genauer gesagt, die obere Etage ist nur ein Teil des Ganzen, sodass eine Identifikation mit ihr eine Beschränkung unseres Seins bedeutet. Die meisten Menschen erinnern sich im Prozess des Erwachens langsam und schrittweise, wer sie wirklich sind, und wechseln immer wieder zwischen dem Trennungs- und Einheitsbewusstsein, zwischen der Ebene der Persönlichkeit und der Essenz. Ein Leben und ein Wirken aus dem Sein heraus kann erst beginnen, wenn die Identifikation mit der oberen Etage, also der Persönlichkeit und ihren Wahrnehmungen im Außen, durchschaut wurde. In dem Moment verändert sich die Welt im Außen aus unserem Innen heraus: Das ist ein nachhaltiges Erwachen.

Es ist wichtig zu verstehen und daher betone ich es nochmals, dass die Kapitulation der Persönlichkeit keineswegs ihr Verschwinden oder ihre Auflösung bedeutet. Erwachte Menschen sind nach wie vor normale Menschen, sie leben verwurzelt und überwiegend bodenständig, werden auch mal krank, haben Herausforderungen, empfinden Schmerz und tiefe Trauer, üben begeistert ihre Hobbys aus, machen Witze und essen gern ihre Lieblingsspeisen. Der wichtigste Unterschied zu Menschen, die nur träumen, sie wären wach, ist eine grundlegende Überzeugung, dass das Leben keine Fehler macht und ihre Fähigkeit, in allem, was sie im Außen erleben, das Göttliche zu erkennen. Denn die Außenwelt ist nur der Spiegel, in dem nicht wirklich etwas verändert werden kann. Es hilft nicht, ihn einzuschlagen und zu zertrümmern. Was auch immer im Außen passiert, wird aus einem wachen Zustand heraus grundsätzlich nur als Auslöser für einen weiteren Heilungsprozess auf einer noch tieferen Ebene erkannt. Dadurch sind erwachte Menschen in der Lage, sich kampflos dem hinzugeben, was gerade ist. Diese Hingabe ist kombiniert mit ihrer Bereitschaft, sich dem eigenen Erleben im gegenwärtigen Augenblick grenzenlos zu öffnen – sei es Verzweiflung, Ohnmacht, Hilflosigkeit oder eine andere unangenehme Empfindung, die zu der begrenzten Ich-Identität der Persönlichkeit gehören. Durch das vollständige Zulassen dieses Erlebens durch den Schmerz hindurch, kann der erwachte Mensch sich mit der Essenz verbinden und hat Zugang zu seinen inneren Kräften, zu seinem tiefen Wissen. Über das Vertrauen zu seiner intuitiven Wahrnehmung lässt er sich von den Impulsen aus seiner Essenz führen. Das Tun der Persönlichkeit verwandelt sich in ein Wirken aus dem Sein heraus.

Das Potenzial eines solchen Erwachens trägt jeder Mensch in sich. Diese Entwicklung ist die Absicht unserer Seele. Die Seele schickt uns ununterbrochen Botschaften, um uns den Weg zu weisen, auf dem die suchtartige Identifikation mit der Persönlichkeit schrittweise aufgelöst werden kann. Ob wir uns führen lassen, ist die eigenverantwortliche Entscheidung jedes einzelnen Menschen. Der freie Wille des Menschen ist das höchste Gebot. Es wird auch von der Seele bedingungslos respektiert. Daher kann kein Schicksal vorbestimmt sein. Der Mensch, mit den Anteilen seiner bewussten und unbewussten Persönlichkeit, hat als kreatives Wesen stets die Oberhand über die Erschaffung des eigenen Lebens.

MENSCHSEIN UND SEELENPLAN

Dank meiner Erfahrung habe ich nicht nur verstanden, sondern auch gefühlt: Nicht wir sind in der Welt, sondern die Welt ist in uns. Denn wir erleben sie auf Ebene der Persönlichkeit durch die Brille negativer und positiver Erfahrungen. Unsere Seele oder Essenz, also unser wahres Sein oder unendliches Bewusstsein, hat diese Erfahrungen bereits vor unserer Geburt gewählt, um sich selbst in uns als Mensch erfahren zu können. Dafür muss sich unser Bewusstsein, wenn es als Mensch inkarniert, zunächst einschränken und sich darüber in die Vergessenheit begeben. Darüber, dass es unabhängig von unserem menschlichen Körper und Gehirn existiert, und darüber, was unser wahres Sein ist: Vollkommenheit, Eins-Sein und Liebe. Dieses Vergessen ist die Grundlage für das Menschsein. Die Illusion des Getrenntseins und das Vergessen darüber, wer wir wirklich sind, sind erforderliche Voraussetzungen dafür, damit unser wahres Sein in der Identifikation mit unserer Persönlichkeit sich überhaupt erfahren kann. Es kreiert einen Körper und einen Geist, in denen es den Sinn und Zweck des Menschseins erfüllen kann, verschiedene Perspektiven des Seins zu ERFAHREN.

Es ist vergleichbar mit einem Schauspieler, der in seiner Ausbildung alles über die Schauspielkunst gelernt hat. Er weiß alles, er ist alles, aber das ist etwas anderes als eine Rolle zu spielen. Die Sehnsucht ist groß, das Erlernte auch zu ERFAHREN. So entscheidet er sich für eine bestimmte Rolle. Er gibt sich seiner Rolle hin, er identifiziert sich damit, als wäre er die Rolle selbst. Das wirkt wahrhaftig, authentisch und berührend. Spätestens am Ende der Aufführung weiß der Schauspieler jedoch, dass er nicht seine Rolle ist.

Der übergeordnete Plan unserer Seele ist also der menschliche Erfahrungs- und Entwicklungsprozess an sich. Unsere Seele hat sich viele Herausforderungen für das Menschsein vorgenommen – nicht, um an ihnen zu scheitern oder zu verzweifeln, sondern, um an ihnen zu wachsen. Unser Seelenplan ist der Weg zu unserem wahren Sein, auf dem unsere Lebensereignisse als Wegweiser dienen. So durfte ich es erfahren. Das Ende dieses Weges ist das pure Sein in der Liebe, also ein Leben ohne Erwartungen, Bewertungen und Verurteilungen. Um dahin zu gelangen, sind zahlreiche Inkarnationen einer Seele erforderlich, in denen eine fortlaufende Entwicklung in der Dimension der Materie, Raum und Zeit geschieht. Der Seelenplan unserer aktuellen Inkarnation zieht sich wie ein roter Faden durch unser Leben hindurch und leitet uns durch sich wiederholende Lernthemen und Lektionen. Unsere Seele wählt vor der aktuellen Inkarnation aus, welche Lektionen sie während des Menschseins lernen möchte. Sie sucht sich ein passendes Umfeld, mit unseren Eltern und nächsten Bezugspersonen aus, um die geeignete Konditionierung für diese Lektionen aufzurufen. Das kosmische Programm liefert uns darüber hinaus durch unsere Geburtszeit und den Geburtsort die perfekte energetische Disposition für bestimmte Themen sowie für den Körper und die Persönlichkeit in diesem jetzigen Leben. Wir müssen aber diese Lernaufträge nicht annehmen. Noch einmal: Wir Menschen dürfen mit unserem freien Willen entscheiden, ob wir den Lebensereignissen und den Menschen in diesem Erfahrungsprozess zur Seinswerdung entweder mit Liebe und Hingabe oder mit Angst und Ablehnung begegnen. Wir dürfen im Vergessen bleiben und uns ein Menschenleben lang mit unserer Persönlichkeit identifizieren. Das wäre vergleichbar mit einem Schauspieler, dem nicht bewusst ist, dass er eine Rolle spielt.

Wenn aber das Erwachen ein Teil unseres Seelenplanes ist, wird unsere Seele nicht aufhören, unsere Aufmerksamkeit darauf zu lenken und uns in diese Richtung zu führen. Irgendwann gibt es einen Punkt, an dem der Ruf unserer Seele so drängend unüberhörbar ist, dass wir keine Wahl mehr haben.

Seelenplan erkennen

Die meisten Menschen fragen sich früher oder später, was sie eigentlich hier auf der Erde machen und was der Sinn ihres Lebens ist. Diese Frage zeigt das Bedürfnis, unserem Seelenplan auf die Spur zu kommen. Welche Themen möchte unsere Seele in diesem Leben erfahren? Welche Lektionen möchte sie lernen auf ihrem Weg zum Liebe-Sein? Die Erfahrungsprozesse, die eine Seele im Menschsein erkennen und erleben möchte, sind sehr vielfältig. Einige Beispiele sind:

- Selbstliebe lernen,
- bedingungsfreie Liebe lernen,
- Mitgefühl für sich selbst und andere entwickeln,
- Vergebung lernen,
- volle Verantwortung für sich selbst übernehmen lernen,
- das eigene Potenzial erkennen und entfalten,
- kreative Schöpferkraft ausleben,
- volle Hingabe an das Leben lernen,
- Vertrauen lernen,
- ein »Ja« zum eigenen Leben fühlen lernen,
- Einheit und Verbundenheit fühlen lernen,
- Selbstheilung erfahren und lernen,
- körperliche Behinderung annehmen und lieben lernen, usw.

Mit der Entscheidung unserer Seele gehen bestimmte Aufgaben einher, die im Menschenleben zu erfahren und zu erfüllen sind. Um diese zu erkennen, werden die unbewussten Informationen darüber durch Lebensereignisse ins Bewusstsein gebracht. Deshalb ist ein achtsamer und bewusster Umgang mit unseren Lebensereignissen eine große Hilfe für das Erkennen unseres

Seelenplanes. Nicht die Ereignisse an sich, die uns widerfahren, sind somit relevant, sondern wie wir belastende Ereignisse erleben. Was wir dabei fühlen und welche Ängste dadurch in uns ausgelöst werden, gibt uns wertvolle Hinweise auf unsere Lernthemen. Wird jemandem etwa die Arbeitsstelle gekündigt, kann ihm dadurch eine existenzielle Urangst bewusst werden. Einer der von der Seele gewählten Lernprozesse dabei kann sein, Vertrauen ins Leben zu lernen. Die Kündigung kann bei einem anderen Menschen ein völlig anderes Erleben auslösen. Es kann Erleichterung und Entspannung eintreten, weil eine jahrzehntelang unterdrückte, kreative Schöpferkraft der Seele plötzlich Raum bekommt, sich zu entfalten.

Genauso vielfältig, wie die Erfahrungsprozesse selbst, gestaltet sich auch der Prozess des Erkennens des Seelenplanes unterschiedlich. Der freie Wille ermöglicht uns Menschen, uns selbst von den wichtigen Lernprozessen abzulenken. Durch die unendlichen Projektionsflächen im Außen ist es kinderleicht, die Ursache für unsere Lebensereignisse von innen nach außen zu verlagern. Das lenkt unsere Aufmerksamkeit vom inneren Erleben ab, was die Auseinandersetzung mit unseren Themen hinausschiebt, bis wir dazu wirklich bereit sind. Zurück zu unserem Beispiel: Nimmt der Mensch im zweiten Fall die Erleichterung und Entspannung nicht in seiner Tiefe bewusst wahr, überhört er möglicherweise den Ruf seiner Seele nach Ausdruck von Kreativität. Er wird zwar erkennen können, dass der Job ihm ohnehin keine Freude gemacht hat, wird sich aber in die nächste Abhängigkeit hineinbegeben und dort wieder leiden, bis er irgendwann den Ruf seiner Seele doch erkennen und ihm folgen kann.

Seelenplan leben

Ob wir unseren Seelenplan leben oder nicht, können wir am besten durch unsere Gefühlswelt erkennen. Denn die Seele kommuniziert mit uns durch unsere Gefühle. Wenn wir uns häufig erschöpft und frustriert fühlen, wütend, zornig, verbittert oder enttäuscht sind oder den Eindruck haben, dass unser Leben keinen Sinn hat, sind das Zeichen, dass wir nicht unserem Seelenplan folgen. Weitere Hinweise sind:

- der mentale Druck, ständig die Probleme anderer lösen zu wollen,
- aus Angst vor mentaler Unsicherheit andere überzeugen zu wollen,
- ständige Versuche, die Aufmerksamkeit auf uns zu ziehen,
- Orientierungslosigkeit und die anhaltende Suche nach Liebe und Richtung im Außen
- das Gefühl, sich und den eigenen Wert durch Leistung beweisen zu müssen,
- die Unfähigkeit, Dinge und Beziehungen loszulassen, die uns nicht guttun,
- die Unfähigkeit, aus Angst vor Konfrontation und/oder Zurückweisung unsere emotionale Wahrheit auszusprechen,
- nicht zu wissen, wann in der Arbeit eine Pause erforderlich ist,
- der existenzielle Druck, uns vom Stress im Außen ständig antreiben zu lassen.

Wenn wir uns von dem, was wir mit Begeisterung tun, erfüllt fühlen, eine grundsätzliche Stimmigkeit und Harmonie in unserem Leben empfinden und uns in unserer Haut und Umgebung wohl und energiegeladen fühlen, leben wir unsere Bestimmung. Es ist völlig unabhängig davon, ob und wie erfolgreich wir nach den Maßstäben der Außenwelt bewertet werden. Ein sinnerfülltes Leben kann sich entfalten, sobald wir Klarheit darüber erlangen, welche Lebensaufgaben unsere Seele sich für dieses Leben ausgesucht hat und wir uns diesen Aufgaben auch hingeben. Das bedeutet natürlich nicht, dass wir dann keine weiteren Herausforderungen oder nie mehr schlechte Tage haben. Wir verfügen nur über ein inneres Wissen, dass all das, was geschieht, zu unserem Weg dazugehört.

Viele Menschen haben ihre Verbindung zu ihrer Seele ganz oder teilweise verloren oder glauben gar nicht an ihre Existenz. Durch belastende Ereignisse in ihrem Leben, wie einen Unfall, eine Scheidung, Krankheit oder den Verlust eines nahen Menschen spüren jedoch die meisten eine unterschwellige tiefe innere Sehnsucht nach einer Verbindung, einem Ursprung oder einem Sinn. Solche Ereignisse können als ein Tor ins Unbekannte dienen, sofern der Mensch sein Herz in dieser Situation offenhält. Menschen mit verschlossenem Herzen können die Impulse des Lebens nur mit ihrem Verstand erfassen. Auf dieser Ebene ist eine emotionale Transformation nicht möglich. Aber genau diese Transformation, die weit über ein analytisches Erkennen und Begreifen unserer Wunden hinausgeht, bedeutet Heilung. Sie bringt uns näher zu unserem Seelenplan. Mit jedem Schatten, auf den wir Licht werfen und den wir in die Liebe bringen, erweitern wir unser Bewusstsein. Denn der tiefere Sinn einer Inkarnation ist immer, ein höheres individuelles Bewusstsein zu erlangen. Mit einem zunehmend erwachenden Bewusstsein werden wir immer weniger mit der Angst in Resonanz gehen und werden selbst immer mehr zur Liebe.

Den Seelenplan zu leben bedeutet, uns auf dem Weg des Lieben-Lernens unseren Erfahrungen völlig hinzugeben, um dadurch unsere Verletzungen und Wunden zu erkennen und sie zu heilen. Nur so können wir unsere wirkliche Bestimmung erkennen und leben. In dem aktuellen Zeitalter der Individualisierung sollen wir uns nicht mehr nur an den Vorgaben unserer Eltern, unseres Umfeldes, der Gesellschaft, der Kirche, der Medien oder der Politik orientieren, sondern wir dürfen wir selbst sein, mit

Achtsamkeit und einem klaren Bewusstsein unsere eigenen Ziele finden, unsere eigenen Werte leben und damit dem Kollektiv dienen.

GRUNDMUSTER DER PERSÖNLICHKEIT

Eine der Herausforderungen des Menschseins ist, unsere zum Teil leidvollen und schmerzhaften Erfahrungen in die Liebe zu transformieren. Dieser Prozess geschieht zunächst durch Reibung und Kampf auf der Persönlichkeitsebene. Denn auf unserem Planeten benutzt die Evolution die Reibung an der Schnittstelle zwischen Sicherheit und Wachstum als Treibstoff für unsere Weiterentwicklung. Jede menschliche Erfahrung dient unserem Seelenplan und ist daher wichtig. Sie birgt eine wertvolle Wachstumschance, einen potenziellen Schritt hin zur Reifung. Wie lange diese »Vorbereitung« dauert und wie viele schmerzhafte und leidvolle Erfahrungen wir machen, entscheidet unsere Seele, stets in Interaktion mit der Persönlichkeit. Nach dem, was ich im Rahmen der Ausbildung zur Essenz-Trainerin und durch meine tiefgehenden Erfahrungen erkannt habe, geht es im Prozess des Erwachens, wie bereits gesagt, nicht darum, die Persönlichkeit loszuwerden, abzuwerten oder sie zu überwinden. Vielmehr geht es um eine gute Kooperation der beiden Ebenen.

Wichtig für unser Bewusstseinswachstum ist, dass wir mehr und mehr die Illusionen und gedanklichen Verirrungen unserer Persönlichkeit erkennen und uns auf etwas Größeres ausrichten als unsere Persönlichkeit, die nur ein Teil unseres wahren Seins ist. Aus der Essenz zu handeln bedeutet, die Persönlichkeit liebevoll anzunehmen, ihr Raum zu geben, aber sie nicht alles machen zu lassen. Vielmehr folgt unser Handeln aus der Freude. Wir tun etwas, weil es sich im Herzen gut anfühlt.

Jeder Mensch entwickelt während seiner Kindheit eine oder mehrere bestimmte Grundmuster seiner Persönlichkeit. Kinder in unserer Gesellschaft erlernen in den wenigsten Fällen die Fähigkeit zum Ausdruck von primären Gefühlen, vor allem von Trauer, Wut, Angst und Scham. Der Zugang zu und der angemessene Ausdruck von negativen Basisgefühlen ist jedoch für die Reifung der Persönlichkeit unerlässlich, denn Trauer, Wut, Angst und Scham haben große Kraft und Wirkung. Die Trauer hilft, anzunehmen, was nicht verändert werden kann. Sie öffnet das Herz, hilft die Hilflosigkeit anzuerkennen und das loslassen. Zu viel Trauer kann die Persönlichkeit depressiv und handlungsunfähig machen, zu wenig dagegen gleichgültig. Die Wut schafft Klarheit, setzt Grenzen und macht entscheidungsfreudig und handlungsfähig. Zu viel Wut zeigt sich in Aggressivität und Zerstörung und zu wenig Wut in Unklarheit und Entscheidungsunfähigkeit. Die Wirkungen von angemessener Angstkraft sind Kreativität, Schöpfertum, Lösungsfindung und Mut für Neues. Auch hier ist die Balance entscheidend, denn zu viel Angst lähmt die Persönlichkeit und zu wenig Angst macht sie scheinbar unverwundbar. Schließlich erlaubt die Kraft von Scham, Grenzen und Schwächen der Persönlichkeit zu erkennen und sie in ihrer Unvollkommenheit anzunehmen. Eine perfektionistische, selbstverurteilende, zweifelnde und unsichere Persönlichkeit empfindet zu viel Scham, während zu wenig Scham die Persönlichkeit egozentrisch und unfähig macht, sich zu entschuldigen. Heranwachsende entwickeln bestimmte emotionale Schemata als Abwehrmechanismen in ihrer Kindheit, in denen sie versuchen, die primären schmerzhaften Gefühle zu vermeiden oder zu verdrängen, bzw. sie durch entsprechendes Verhalten nicht spüren und/oder zeigen zu müssen. Diese Strategien der Persönlichkeit zur Abwehr unerwünschter Gefühle sind sehr vielfältig. Die häufigsten Muster, ohne Anspruch auf Vollständigkeit, möchte ich im Folgenden kurz darstellen.

Mentale Kontrolle

Die Persönlichkeit denkt, das Leben lenken und steuern zu müssen. Sie hat keine Idee von der Existenz einer größeren Instanz und unterdrückt über mentale Kontrolle ihre Hilflosigkeit.

Leistungs- und Perfektionsstreben

Die Persönlichkeit fühlt sich ungeliebt, wertlos und kompensiert diese Wunde durch überdurchschnittliche Leistung.

Ständiger Vergleich mit anderen

Die Persönlichkeit fühlt sich unsicher, vergleicht sich ständig mit anderen und wertet sich selbst dabei ab. Sie kann auch andere abwerten, um dadurch sich selbst zu erhöhen und als wertvoll zu erleben.

Helfen wollen

Der Versuch, nicht gefühlte Schuld und Wertlosigkeit durch Überverantwortlichkeit, manchmal auch durch versuchte Kontrolle des Außen, zu kompensieren.

Sich bemühen

Eine ständige Anstrengung, ein Suchen der Persönlichkeit nach etwas, was nicht da ist, um Erleichterung, Erlösung oder Befreiung zu erfahren. Ein ununterbrochener Versuch der Persönlichkeit, immer besser zu werden, als Kompensation einer Mangelerfahrung.

Lieben wollen

Die Persönlichkeit fühlt sich nicht geliebt und hat den Anspruch, andere zu lieben. Dies kann nicht gelingen, auch wenn sie so sehr lieben will. Sie lebt in der Trennung, wo bedingungsfreie Liebe nicht existiert.

Sich unberührbar machen

Die Persönlichkeit hält sich in der Beobachter- und der Zeugenposition auf und lässt keine Gefühle zu. Das führt nicht nur zu Unbeteiligtsein und Gleichgültigkeit, sondern auch zu einer Unfähigkeit, mit der Welt der Gefühle und Beziehungen umgehen zu können.

Sucht und Kompensierung

Tabak, Alkohol, Drogen, Essen, Medien, Sex, Arbeit oder Sport können als Suchtmittel genutzt werden, um unangenehme Gefühle, wie Wertlosigkeit und Ohnmacht zu betäuben.

Unkontrollierte Emotionen

Die Persönlichkeit neigt dazu, das aktuelle Erleben überdimensional und ohne eine Klärung der eigenen Bedürfnisse zum Ausdruck zu bringen. Wie durch ein unmittelbares Herausplatzen oder Hinausschmeißen von Emotionen.

Unterdrückung im Körper

Wenn Gefühle nicht ausgedrückt werden können, werden sie als Emotionen im Körper gehalten. Das kann zu pathologischen Körperhaltungen und Muskelverspannungen führen.

EMOTIONALE TRANSFORMATION

Die Grundmuster der Persönlichkeit können durch die Abwehr unerwünschter Gefühle dazu führen, dass Menschen ihre Grundbedürfnisse nicht mehr wahrnehmen. Denn das Fühlen von primären negativen Gefühlen ist immer ein Hinweis für die Nicht-Befriedigung von Grundbedürfnissen. In nahen Beziehungen, etwa zwischen Eltern und Kind oder in Partnerschaften, kann das Erleben von ähnlichen Situationen Erinnerungen an alte schmerzhafte

Erfahrungen auslösen, die automatisch Abwehrmechanismen, also gelernte vermeidende Emotionsschemata in Gang setzen. Von außen betrachtet erscheint die emotionale Reaktion der aktuellen Situation als nicht angemessen oder übertrieben. Die Situation im Hier und Jetzt ist also nicht die Ursache, sondern lediglich der Auslöser, der Trigger für alte, nicht verarbeitete Schmerzpunkte. Wenn solche »wunden Punkte« berührt werden, liegt darin eine Chance, sie als Hinweis für den alten, nicht gefühlten Schmerz oder das Basisgefühl zu erkennen.

Die ausgelösten Emotionen haben gemeinsam, dass ihre Wurzel in der Vergangenheit liegt. Emotionale Schemata sind wie ein Film oder ein Programm, charakterisiert durch das Erleben, sich abgetrennt, unverbunden, verlassen, hilflos, verzweifelt oder einsam zu fühlen. Das Herz verschließt sich, der Körper fühlt sich gelähmt, erstarrt, zusammengezogen, taub, schmerzhaft oder erschöpft an. Der Verstand bewertet, beurteilt, kämpft, diskutiert, provoziert und möchte recht haben. Die Haltung ist misstrauisch und angespannt, die Gedanken drehen sich im Kreis und sind voller Zweifel und Verwirrung. Die Emotionen können zunächst mit Unterstützung, später auch eigenständig durch den Selbstkontakt reflektiert und die darunter verborgene Gefühle ins Bewusstsein gelassen und gefühlt werden. Das Erleben und Seinlassen von alten, nicht ausreichend gefühlten Schmerzen schafft einen Raum, in dem diese gebundene emotionale Energie zum Fließen kommen kann. Dieser überwältigende Zustand bereitet den Boden für die emotionale Transformation mit Heilung und Befreiung.

Ein bewährtes Setting für die Transformation derartiger emotionalen Schemata ist die »Herzsitzarbeit« in einer Gruppe. Im Rahmen der Seminare von Gerd Bodhi Ziegler besteht für alle Anwesenden die Einladung – unabhängig davon, ob Auszubildende oder Teilnehmer –, sich mit dem zu zeigen, was sie in ihrem Menschsein oder gegenwärtigen Erleben gerade intensiv beschäftigt und bewegt. Die betroffene Person setzt sich auf einen leeren Stuhl mit einem herzförmigen Kissen, dem sogenannten »Herzsitz«, neben den Seminarleiter hin. Durch entsprechende Anleitung fällt es leichter, den häufig im Außen abgelenkten und auf das Problem fixierten Fokus nach innen auszurichten. Eingestimmt auf die innere Weisheit und Führung des Betroffenen begleitet Bodhi Schritt für Schritt tiefer in das innere Erleben hinein. Es gelingt fühlend anzuschauen, welche Gefühle und emotionale Erinnerungen durch die aktuelle Situation getriggert, also wieder ausgelöst wurden. Das konkrete Geschehen im Außen wird dabei weder analysiert noch versucht, über rationale Erklärungen das Geschehen einzuordnen oder zu lösen. Es geht zunächst um das Zulassen und den Ausdruck der Wahrheit des gegenwärtigen Augenblickes. Durch die einfühlsame Begleitung von Bodhi, unterstützt von der liebevollen, uns wertschätzenden Präsenz der Gruppe entsteht ein kraftvolles Feld, in dem das pure Fühlen von altem Schmerz in der Gegenwart nicht mehr so bedrohlich ist. Früher, zu der Zeit, als die emotionale Verletzung entstanden ist, wurden die negativen Gefühle zum Zwecke des Überlebens verdrängt. Das Kind von damals dachte, dieses Gefühl nicht aushalten zu können. Es glaubt es kam unbewusst zur Anpassung seines Verhaltens, meistens gegen die eigene Lebenskraft und innere Wahrheit. Der Fokus seiner Aufmerksamkeit richtete sich immer mehr von innen nach außen, bis dieser chronisch im Außen abgelenkt war. Das Vorgehen auf dem Herzsitz löst ein erlösendes und befreiendes Erkennen aus, und dies ermöglicht das Zulassen, sogar das tränenreiche Verweilen in der Intensität. Die liebevolle Annahme dessen, was gerade ist, ermöglicht, die verdrängten Gefühle zu transformieren, wieder zu integrieren und sie als pure Lebendigkeit zu erfahren. Denn unsere Gefühle sind wie Wellen des Ozeans. Sie sind ein Teil des Menschseins. Sie bereitwillig zu fühlen und anzunehmen, ist die Aufgabe. Als Erwachsene dagegen anzukämpfen, bedeutet »feststecken«. Das lässt die Persönlichkeit aus dem gefühlten Mangel heraus reagieren, was nichts bringt.

Das bereitwillige Fühlen und Annehmen dessen, was da ist, kann also zu einer intensiven Transformation der alten, im Körper gespeicherten Emotionen bei der betroffenen Person führen. Es kann in einer solchen Sitzung offensichtlich werden, dass die Person am Ende des Prozesses nicht nur deutlich entspannter und befreiter im Gesichtsausdruck erscheint, sondern durch die plötzliche Erweiterung des Bewusstseins die eigene Problematik vollkommen anders erlebt. Das Drama oder das unüberwindbare Problem ist nicht mehr zu finden und erscheint in einem neuen Licht voller Klarheit und Vertrauen als eine Herausforderung oder eine Prüfung. Die Auflösung im tiefen Verstehen und Erkennen fühlt sich manchmal an wie ein Sterben von alten Persönlichkeitsanteilen. Es hat sich zwar im Außen absolut nichts verändert, jedoch geschah ein Quantensprung im Inneren.

Wechsel der Ebenen

Die Voraussetzung für die emotionale Transformation in der Herzsitzarbeit oder anderer transformativer Arbeit ist der Wechsel der Ebenen im Prozess. Das bedeutet, dass unsere Perspektive und Wahrnehmung über die Anleitung und das sich darauf Einlassen von der Persönlichkeits-Ebene zur Essenz-Ebene wechselt. Wir wandern in Begleitung und unterstützt durch die liebevolle Annahme in der Gruppe vom Kopf ins Herz, vereinfacht ausgedrückt. Der analytische Verstand agiert in der Dualität auf der Ebene von Gedanken, Vorstellungen und Konzepten und kreiert somit Trennung. Die Suche nach Lösungen auf dieser Ebene gestaltet sich mühsam und langwierig. Das offene und fühlende Herz ist der Zugang zum Raum unseres Seins. In diesem Raum wird erstaunlich schnell und klar sichtbar, was in uns auf Heilung und Befreiung wartet. Einfach nur deshalb, weil diese Themen da sein dürfen, erlebt werden, Raum bekommen, gesehen und gewürdigt werden. In diesem grenzenlosen Raum ist es per Definition unmöglich, Grenzen zu finden oder Getrenntsein zu erleben. Hier vereinen sich innen und außen, hell und dunkel, Gut und Böse, Licht und Schatten, männlich und weiblich, Einatmen und Ausatmen, usw. Gegenüber der Dualität herrscht in diesem Raum Polarität, die das gesamte Spektrum von einer Qualität umfasst und die beiden Pole vereint oder ganzheitlich betrachtet. Die beiden Pole ergänzen sich, arbeiten wie unterschiedliche Kräfte zusammen und schaffen so ein Gleichgewicht. Aus der Perspektive des Menschseins betrachtet könnten wir ohne das Böse nicht wissen, was gut ist.

Der Wechsel der Ebenen lässt sich als Erfahrung am ehesten wie folgt beschreiben: In einem Zustand geistiger Wachheit und Klarheit nehmen wir die Schmerzen der Persönlichkeit ohne jegliche Bewertung wahr und erkennen ihren Ursprung in der Illusion des Getrenntseins. Gleichzeitig geben wir die Identifikation mit unserer Persönlichkeit auf. In diesem Zustand wird die Wahrheit des gegenwärtigen Augenblicks uneingeschränkt gefühlt und angenommen. Wir tun nichts damit. Wir reparieren nichts, wollen nichts weg haben oder unterdrücken und projizieren, alles darf da sein – in mir. Die Person auf dem Herzsitz oder im Einzelsetting lässt in einem solchen Prozess die Kontrolle über ihr Erleben völlig los, auch wenn sie sich von negativen Emotionen überschwemmt und überwältigt fühlt. Das klare Sehen und bereitwillige Fühlen dessen, was ist, reichen aus, damit unsere innere Weisheit, die Essenz uns übernehmen kann. Es ist sogar wichtig, in dieser Situation auf jedes »Tun« zu verzichten und mit unserem Erleben einfach zu sein. Indem Angst, Schmerz und Trauer einfach nur da sein dürfen, werden sie erlebt und gesehen. Sie bekommen Raum in der eigenen Wahrnehmung. Es sind mitunter alte Gefühle, die nur gefühlt werden wollen, vor denen wir bisher davongelaufen sind. Jetzt wird all das widerstandslos zugelassen, willkommen geheißen, was ohnehin da ist. An diesem Punkt des Nichts-Wollens geschieht etwas von allein. Es gibt eine Intelligenz in uns, die übernimmt, wenn alles, was gerade da ist, Raum bekommt. Sie findet Lösungen, auf die die Persönlichkeit, der rationale Verstand, nicht kommen könnte. Es löst sich wundersamerweise auch das, was auf der Persönlichkeitsebene als zu schmerzhaft erfahren wurde. Unsere Themen, Schmerzen, Ängste, Blockaden und Emotionen verwandeln sich. Die bis dahin blockierte Energie kann sich in frei fließende Energie umwandeln. Durch Gnade geschieht ein Loslassen. Dabei öffnet sich ein Raum, in dem eine neue Intensität mit völlig anderer Qualität auftaucht. Es kann als Weite, Entspannung, Frieden, Freude, Dankbarkeit, Ruhe, Stille, Mut, Lebendigkeit, Güte, Freiheit, Klarheit, Liebe, Verbundenheit, Hingabe oder gar Glückseligkeit erlebt werden. Es sind Essenz-Qualitäten. Sie beschreiben die zahlreichen Facetten unseres wahren Seins. In diesem Moment, wenn Essenz übernimmt, finden wir all das in uns, was wir bisher im Außen vergeblich gesucht haben.

Wenn wir anschließend in unser Tagesbewusstsein zurückkehren, hat die soeben geschehene emotionale Transformation unser Bewusstsein ein Stück erweitert. Dadurch verändert sich im Alltag unsere Wahrnehmung. Das Erleben unseres wahren Wesens in unseren inneren Räumen schenkt uns einen neuen Blick auf unsere Themen. Das ursprüngliche Problem z.B. als Verwirrung, Zweifel, Druck, Angst oder Schuld kann gänzlich verschwinden oder es zeigen sich mühelos und offensichtlich Antworten oder Lösungen.

SELBSTKONTAKT

Die Methode für befreiende Transformation und Bewusstwerdung durch den Wechsel der Ebenen ist der fühlende, sich von innen her bewusst wahrnehmende Selbstkontakt. Die Fähigkeit zu dieser intimen Nähe zu sich selbst kann durch die Bereitschaft, sich selbst in der Tiefe zu begegnen und die Einübung einer einfachen und überall durchführbaren Technik immer müheloser entwickelt werden. Der Wert dieses wichtigen Instrumentes wird oft unterschätzt und in manchen Schulen sogar ganz übersprungen. Im NEULAND-Feld von Gerd Bodhi Ziegler beginnt alles mit dem Selbstkontakt. Ob bei Seminar-Teilnehmern oder Auszubildenden zum Transformationscoach über Essenz Trainer bis hin zum Master, ist der sichere Selbstkontakt, also die Verbindung mit sich selbst unerlässlich in der Bewusstseinsarbeit. Erst im Selbstkontakt sind wir in der Lage, in unserem Körper und im Jetzt präsent zu sein. Diese Fähigkeiten, sich selbst von innen her zu spüren und im eigenen Körper voll präsent zu sein, sind entscheidend für echte SELBST-Erkenntnis.

Der Selbstkontakt ist bei jeglicher Form von Schmerz, die unsere Persönlichkeit erlebt, hilfreich und wichtig. Jeder Mensch entwickelt beim Experimentieren seine individuelle Art des Selbstkontaktes. Dabei sind keine komplizierten und anstrengenden Übungen notwendig, lediglich das Befolgen von mindestens drei der vier folgenden Schritte erforderlich. Ich beschreibe hier eine beispielhafte Anleitung zur Übung, wie ich sie in meiner Ausbildung bei Gerd Bodhi Ziegler gelernt habe.

Übung in vier Schritten

Falls du das nicht bereits getan hast, schließe deine Augen und richte den Fokus deines Bewusstseins nach innen. Erlaube dir für

und Vorstellungen loslassen. Wenn das geschieht, entsteht in dir Raum und das Einatmen geschieht noch leichter, von selbst. Das Einatmen ist jedes Mal eine Öffnung und ein Einlassen auf das, was jetzt ist. Atme – Loslassen – Atme – Einlassen. Das sind die beiden Grundbewegungen des Lebens selbst.

Weil diese Bewegung des Atems ständig in deinem Körper stattfindet, ist sie auch der perfekte Zugang zu deiner Körperwahrnehmung. Das ist der dritte Schritt im Selbstkontakt. Du bist eingeladen, deinen Körper von innen her zu spüren. Von den Fußsohlen bis zum Scheitel. So, als ob du mit dem Scheinwerfer deines Bewusstseins durch deinen gesamten Körper gehst. So füllt sich dein Körper von innen her mit Bewusstsein, mit Präsenz, mit Anwesenheit. Und dieses Anwesend- und Präsent-Sein in deinem Körper bestimmt maßgeblich deine Lebensqualität. Die Qualität, wie du dein Leben und deine menschlichen Erfahrungen erlebst und verarbeitest. Denn du hast als Seele diesen Körper gewählt, um eine Zeit lang auf diesem Planeten menschliche Erfahrungen machen zu können. All diese Erfahrungen finden im Körper statt oder werden durch deinen Körper erst möglich. Deshalb ist aus der Sicht deiner Seele jede menschliche Erfahrung wertvoll und kostbar. Sowohl die angenehmen wie die schmerzhaften. Sowohl die lust- und freudvollen wie die leidvollen. Wir brauchen unsere menschlichen Erfahrungen, um uns entwickeln und unsere Potenziale entfalten zu können. Du kannst lernen, inmitten aller Wellen von Erfahrungen in deinem Körper präsent zu sein und präsent zu bleiben. Dann können diese Erfahrungen sich vollenden. So werden sie dir zum Geschenk, auch die Herausforderungen. Denn in dem Maße, wie du in deinem Körper anwesend bist, hast du etwas vom Leben. Ist ein Mensch nur unzureichend in seinem Körper anwesend, hat das in der Regel nicht gelebtes Leben zur Folge. Die Zeit fliegt, die Jahre gehen dahin und es wurde nicht wirklich voll bewusst und präsent gelebt. Nicht gelebtes Leben ist einer der größten und tiefsten Schmerzen, den die Seele eines Menschen fühlen kann. Traurigkeit und Unerfülltheit sind die Folge, wenn Menschen nicht gelernt haben, wirklich da zu sein, offen und berührbar in ihrem Körper präsent zu sein.

Wenn du deinen Körper wahrnimmst, zeigt er dir vielleicht eine bestimmte Körperwahrnehmung, er macht dich auf etwas aufmerksam, was gerade da ist, was im Augenblick erfahren werden kann. Dann gehe in deinen Körper, dorthin, wo die höchste Intensität ist. Atme da rein, und beobachte, was dein Körper dir zeigt. Erlaube deinem Körper, mit dir zu sprechen. Gehe in Kontakt mit deinem Körper und öffne dich für die Sprache deines Körpers. Du kannst ihm erlauben, dir zu zeigen, was er dir zeigen möchte.

Es kann auch sein, dass da gerade nichts Definierbares im Körper ist, und du nimmst ihn als offenes Feld, als Energie wahr. Dieses Energiefeld hört nicht bei deiner Haut auf, es kennt keine Grenzen, es strahlt und dehnt sich aus in den Raum um dich herum. Kannst du dir erlauben, dich hinein in diese Wirklichkeit zu entspannen? In dem Augenblick, in dem du innehältst, für einen Moment nichts tust, wirst du keine Grenzen erleben. Die Begrenzung ist nicht natürlich, sie muss durch den Verstand aufrechterhalten und immer wieder neu kreiert werden. Das geht so automatisch, dass die meisten Menschen in dieser Illusion von Grenzen und des Getrenntseins leben. Wenn du dir einige Atemzüge erlaubst, nichts zu tun, wirst du die Ausdehnung in den Raum spüren. Du fühlst dich eins mit dir selbst, mit deiner Essenz, mit der Ausdehnung und dem grenzenlosen Raum, der du bist. Diese Wirklichkeit muss nicht von dir erschaffen werden, und es geht auch nicht darum, etwas zu erreichen oder irgendwo hinzukommen, wo du noch nicht bist. Es ist wie ein sich Erinnern, ein Eintauchen in etwas, was ohnehin ewig schon da ist. Diese Wahrnehmung des Raumes ist der vierte Schritt im Selbstkontakt. Die Erscheinungen deiner Essenz im Raum deines Seins haben große Kraft. Sie zu erleben, ist pure Gnade und Liebe. Es ist überwältigend, wenn der Schmerz sich in einen lebendigen Frieden verwandelt. Der Schlüssel ist die Liebe, denn die Liebe ist die einzige Frequenz, die einzige Kraft, die wirklich heilt. Durch die Liebe kann deine Angelegenheit in die Einheit gehen und dein Schmerz kann sich mit der Ausatmung verabschieden.

Und dann, langsam, langsam, in deiner eigenen Zeit, spüre den Augenblick, wenn deine Augen wieder bereit sind, sich zu öffnen. Lass dir Zeit damit, spüre genau hin, verlasse dich nicht selbst gleich wieder, gehe nicht gleich wieder in die Trennung, sondern bleibe gut bei dir. Und wenn dein Körper sich etwas wünscht, ein Strecken, ein Dehnen oder eine Berührung, schenke es ihm.

Zusammengefasst sind es die folgenden vier Schritte, die in den tiefen Selbstkontakt führen:

1. Das Erleben der Wahrheit des gegenwärtigen Augenblicks
2. Die bewusste Verbindung mit dem Atem
3. Die bewusste Wahrnehmung deines Körpers
4. Die Ausdehnung in den grenzenlosen Raum

Während dieser vier Schritte müssen wir nichts kreieren: Wir müssen uns nichts vorstellen, visualisieren oder herbeirufen. Alle vier Schritte des Selbstkontaktes sind immer da. Die Wahrheit des gegenwärtigen Augenblickes ist immer da: mal ist die Welle oben, mal ist sie unten, mal ist sie freudvoll, mal schmerzhaft, mal voller Leichtigkeit, mal erdrückend schwer. Wir können jede Kontrolle aufgeben, jedes Tun und Wollen loslassen und innerlich »ja« zu dem sagen, was gerade in uns da ist. Der Atem ist, seit wir geboren sind, immer da und auch der Körper und der grenzenlose Raum in und um uns sind da. Die bewusste Erinnerung an das, was da ist, bringt uns in Kontakt mit der Wirklichkeit. So kann uns unsere

Essenz übernehmen. Der Wechsel der Ebenen ist ein Geschenk, es stellt sich ein, wenn das Tun und das Wollen beendet wird.

Die einzige Handlung ist eine passive: sich dem zu öffnen, was gerade geschieht.

Mit etwas Übung müssen nicht mehr alle vier Schritte konsequenterweise durchgegangen werden. Wir können damit einsteigen, woran wir uns gerade erinnern. Die entschlossene Bereitschaft, die herausfordernden Wellen des Lebens zu reiten, ist immer die Chance für Transformation, Befreiung und Heilung. Wenn ein Schatten sich zeigt, wenn ein Schmerz erlebt wird, wenn Widerstand hochkommt, gilt es also, genau dem zu begegnen, was wir eigentlich nicht erleben wollen, was aber schon da ist. Der Fokus geht nach innen, wir halten einen Moment inne – das ist schon alles, was wir beitragen müssen. Wie Bodhi das so treffend auf den Punkt bringt:

»Die einzig sinnvoll eingesetzte Willenskraft im Leben ist, den nach außen abgelenkten Fokus dorthin zu holen, wo er hingehört: nach innen.«

Für den Verstand ist das schwer nachvollziehbar, weil er denkt, der Fokus sollte auf das Problem im Außen gerichtet werden. So verlieren wir uns aber an der Oberfläche zwischen Kampf, Bemühung, Wollen und Streben. Beim nach innen gerichteten Fokus und in voller Präsenz ist aber unsere Wahrnehmung erweitert. Sie umfasst alles, was im Außen da ist. Die Kunst dabei ist, was sich zeigt, nur wahrzunehmen, da sein zu lassen und zu lernen, damit zu sein. Dem Raum zu geben und nichts damit zu tun. Den Schmerz zu fühlen, ihn ins Herz zu atmen und ihn liebend und mitfühlend zu umarmen. Manchmal kann sich das wie ein Sterben anfühlen. Lassen wir uns da hineinfallen, auflösen, erdrücken, kommt neuer Raum oder ein Licht oder eine Geborgenheit und Essenz übernimmt. Und in diesem Raum ist der Zugang zu unserem inneren Wissen möglich. Wir spüren augenblicklich von innen her, was zu tun und was zu lassen ist.

Transformation mit Prozessbegleitung

Der Selbstkontakt ist durch seine Einfachheit schnell erlernbar und auch alltagstauglich. Nach meiner Erfahrung sorgt die natürliche Intelligenz der Seele darüber hinaus auch dafür, dass im Selbstkontakt, ob allein oder begleitet, nur die Inhalte ins Bewusstsein der Betroffene drängen, die in dem aktuellen Setting auch verarbeitet werden können. Hat sich viel in uns angesammelt, kann es dennoch hilfreich sein, einen solchen Selbstkontakt zunächst unter professioneller Anleitung in einer Gruppe oder in einem Einzelsetting durchzuführen. In einem solchen Prozess kommt zwar nur das hervor, was ohnehin schon da ist – aber es muss auch gehalten werden. Ein solcher Raum kann in dem Liebesfeld der Gruppe oder durch einen erfahrenen Begleiter effektiver gehalten werden als im Alleinsein. Hilfreich und ermutigend wirkt dabei die Erfahrung, dass trotz bedrohlich erscheinender oder sogar überwältigender Emotionen nichts passiert und keine dauerhaften körperlichen Schwierigkeiten auftreten. Es folgen nun beispielhafte Formulierungen, wie ein solcher Raum im Rahmen einer Prozessbegleitung in der Gruppe oder im Einzelsetting durch einen Begleiter gehalten werden kann. Eine wichtige Grundlage ist, dass der ausgebildete Begleiter niemals einer Person sagt: »Versuche diesen Schmerz zu fühlen« oder: »Versuche irgendwo hinzukommen«, wenn sie gerade mit einem tiefen Schmerz in Berührung gekommen ist. Das würde suggerieren, dass das, was die Person gerade fühlt, nicht richtig oder wo sie sich gerade befindet, der falsche Ort sei. Viel wichtiger ist es aus meiner Erfahrung, den Widerstand, falls er sich zeigt, wahrzunehmen und ihm Raum zu geben und ihn einfach nur da sein zu lassen.

Jeder Schmerz lässt sich zurückführen auf eine oder mehrere Ur-Wunden. »Nicht gesehen werden«, »Nicht gewollt, angenommen oder geliebt sein«, »Anders sein sollen, als man ist«, »Nicht genügen, nicht wertvoll sein«, »Eigene Gefühle verstecken müssen« oder »Erwartungen nicht entsprechen können«. Das sind die Ur-Wunden fast jedes Menschen. Das Wesentliche während der Begleitung ist unsere bedingungslose Wertschätzung, das Sehen, Abholen und Annehmen dessen, »was ist«. Es geht darum, den bisher unterdrückten Gefühlen von Ohnmacht, Hilflosigkeit, Verzweiflung, Wut, Traurigkeit, Einsamkeit ... Raum zu geben, damit sie gefühlt werden können. Ohne irgendetwas aktiv zu tun, damit es anders wird, als es gerade ist. Das Einzige, was die Situation erfordert, ist unsere Präsenz und die Ausrichtung unserer Haltung auf Liebe. Unterstützende Sätze können in diesem Moment sein:

- *»Durch all das hindurch, was jetzt da ist,
verbinde dich mit deinem Atem ... mit dem Körper ...«*
- *»Was erlebst du jetzt, wenn alles sein darf und du nichts damit tust?«*
- *»Gehe in deinen Körper. Wo ist die höchste Intensität?
Atme da hinein, es atmet dich.«*
- *»Bist du bereit, zu fühlen, was gerade da ist? Kannst du das sagen? Ich bin bereit, zu fühlen, was immer jetzt da ist?«*
- *»Kannst du sagen, ich bin bereit, zu erleben, was das Leben mich im Moment erleben lässt? ... das, was die göttliche Führung für mich vorgesehen hat?«*

Im weiteren Verlauf kann die Würdigung des Erlebens der Intensität unterstützend wirken. Etwa so:

- *»Wunderbar. Große Freude. Exakt. Genau richtig. Großartig.«*
- *»Was auch immer jetzt da ist, heiße es willkommen.
Sage, dass du bereit bist, ihm zu begegnen und es zu fühlen.«*

- *»Wo führt dich das hin? Was geschieht gerade mit der Intensität?«*
- *»Nichts tun damit, nicht reparieren oder wegtun. Nur Raum geben. Alles darf da sein. Alles ist willkommen.«*

…

Wenn die begleitete Person ihren Schmerz und ihre Verletzung authentisch mitteilt, springt ihr Berührtsein auf den anderen Zuhörer über. Es entsteht Nähe. Und während die Person in diesem Liebesfeld jede Kontrolle aufgibt, jedes Tun und Wollen loslässt und innerlich »Ja« zu dem sagt, was gerade da ist kann sie von ihrer Essenz übernommen werden. Es ist ein Geschenk. Es stellt sich ein, wenn das Tun und das Wollen beendet wird. Deine einzige Handlung ist eine passive: sich dem zu öffnen, was geschieht. Für mich war es der größte Durchbruch meines Lebens, den Wechsel der Ebenen zum ersten Mal in freiwilliger Intensität, also ohne Notruf meiner Seele, erleben zu dürfen. Im dritten Anlauf auf dem Herzsitz im ersten NEULAND-Seminar gelang es mir, für wenige Atemzüge die mentale Kontrolle über das Geschehen aufzugeben; zunächst fühlte sich das wie Sterben an. Ich ließ mich fallen, löste »mich« auf und tat nichts. Dann kam ein neuer Raum voller Licht und Geborgenheit: Diese Erscheinungen meiner Essenz hatten große Kraft. Es war pure Gnade und Liebe. Es war überwältigend. Ich hatte das nie für möglich gehalten, da ich den Zugang zu dieser Ebene völlig vergessen hatte.

Wenn das Fühlen nicht möglich ist

Beim Anleiten in den Selbstkontakt ist eine Standardfrage: *»WAS erlebst du jetzt, wenn alles sein darf und du nichts damit tust?«* Es war in meinem Fall immer mal wieder so, dass keine Antwort kam. Es kamen Gedanken und psychologisch fundierte Analysen, warum mir das Übel möglicherweise geschieht, die hatten aber nie die Kraft, in meine eigene Tiefe zu führen. Es kann eine Unterstützung sein, zusätzlich zu fragen: *»WO erlebst du es im Körper?«* Für mich war diese Frage nicht selten schockierend, weil sie auf einen Schlag aufzeigen konnte, dass mein Fokus unbewusst im Außen war. Die Aufforderung, mich auf meinen Körper zu konzentrieren, verwirrte mich zunächst, weil mein Verstand plötzlich einen Schritt auf die Seite treten musste. Augenblicklich schloss ich meine Augen, ich wurde stiller, meine Sprache wurde langsamer und ich begann meinen Körper zu fühlen.

Wenn dann immer noch keine Antwort aus dem Inneren kommt, besteht die Möglichkeit, den Umweg über die Interpretation des Verstandes auszuprobieren. Sie lautet: *»Was ist dein Lieblingsproblem?«* Dann sprudeln zunächst meist Geschichten, die persönlichen Dramen, Vorwürfe und Schuldzuweisungen aus einem Menschen hervor. In diesem Fall ist es erforderlich, die vorhandene emotionale Ladung in dieser Form kanalisierend, abfließen zu lassen. Nach einer Weile stellt sich eine gewisse Entspannung ein, die als Einladung genutzt werden kann, die Ebene zu wechseln, zum Beispiel mit *»Okay. Jetzt nimm das Etikett ab und erlebe es als Intensität.«* Danach ist wichtig, Zeit zu lassen und zu beobachten, was passiert. Bei der erneuten Frage: *»Was ist jetzt da?«*, kann die Emotion häufig benannt, beschrieben oder ausgedrückt werden.

Wenn das Fühlen der Emotion immer noch nicht möglich ist, ist es wichtig, diesen Zustand zu würdigen, zum Beispiel mit einem: *»Es ist okay. Was ist stattdessen da?«* An dieser Stelle wird die Angst vor oder der Widerstand gegen das Fühlen meist von der begleiteten Person selbst erkannt. Der Widerstand hält davon ab, von Gefühlen überwältigt zu werden. In der Kindheit war der Widerstand häufig ein lebensrettender Schutzmechanismus für zu viel auf einmal. In der Gegenwart kann er aber durch hartnäckig feststeckende Emotionen im Körper krank machen. Manchmal zeigen sich Zweifel und wir können auch sie nicht überspringen oder verdrängen. Auch Zweifel müssen gewürdigt werden. Sie weisen einen Weg, den wir als Erwachsene begehen können, weil der natürliche Schutz aus unserer Kindheit nicht mehr notwendig ist. Erst wenn Widerstand und Zweifel da sein dürfen und gesehen werden, können sie irgendwann durchschaut werden.

In der weiteren Vertiefung innerhalb eines solchen Prozesses können folgende Fragen hilfreich sein.

- *»Wo in deinem Körper nimmst du die Angst/ den Widerstand wahr?«*
- *»Welches Gefühl hält dich fest? Was könnte dich überwältigen, vor dem du Angst hast?«*
- *»Kannst du die Power und die Kraft deiner Wut und/oder Aggression fühlen? Diese Gefühle sind deutlich höher schwingend als Angst, Schuld oder Scham. Lass sie sich in deinem Körper ausbreiten, fühle diese Kraft – sie führt dich in das Eins-Sein mit dir selbst und das kann dich beruhigen.«*
- *»Kannst du die Ruhe fühlen, die sich gleichzeitig einstellt, wenn die Kraft dieser Intensität da sein darf?«*
- *»Was erlebst du jetzt, was ist noch da?«*

Egal, welches Erleben dann berichtet wird: Wichtig ist, es nicht zu analysieren oder zu bewerten. Nichts damit tun – klares Sehen reicht. Das ist die höchste Wertschätzung, die wir dem Menschen, der sich öffnet, geben können. Wenn leidvolle Persönlichkeitsaspekte erkannt und gesehen werden, ohne dass damit etwas getan wird, begegnen wir damit der Wahrheit des gegenwärtigen Augenblicks. Auf dieser Grundlage können diese leidvollen Aspekte transformiert werden.

Wenn wir also spüren, dass die Persönlichkeit das Fühlen unmöglich macht, ist die Ursache immer ein abgrundtiefer Schmerz. Wenn es gelingt, sich diesem Schmerz bereitwillig und ganz zu öffnen, führt er uns in die eigene Tiefe. Das fühlt sich für mich jedes Mal wie eine Einweihung an. Ich werde still, Traurigkeit und Demut breiten sich in meinem Körper aus und ich nehme die vorher noch gebundene emotionale Energie plötzlich als spürbaren Energiefluss durch das gerade sich öffnende Herz wahr. Ohne Widerstand oder Zweifel gelingt es mir dann, in tränenreicher Intensität zu verweilen. Genau dieser Schmerz führt mich dann zu mir selbst.

STILLE UND LIEBEVOLLE PRÄSENZ

Alle Menschen tragen einen Schmerz in sich. Den Schmerz, dass die Liebe, die sie sind, nicht immer willkommen war, nicht immer angenommen und schon gar nicht immer gesehen wurde. In manchen Situationen landen wir an dem Punkt, dass wir als Begleiter nicht mehr weiterwissen, dass unsere Werkzeugkiste ausgeschöpft und wirkungslos ist. Für mich war während meiner Ausbildung und ist auch heute noch in meiner Praxis das wortlose Fühlen von bedingungsfreier Liebe, Wertschätzung und Bewunderung dem begleiteten Menschen gegenüber, ein wertvoller und hilfreicher Ansatz. Wenn wir achtsam zuhören und uns mit hoch schwingenden Gefühlen in unserem Herzen verbinden, wirkt sich unser ausgesendetes elektromagnetisches Signal auch auf das Energiefeld und somit auf das Bewusstsein des Gegenübers aus. Dabei hat nicht das persönliche Ich den Auftrag zu lieben. Das persönliche Ich hat den Auftrag, uns als Menschen zur Seite zu treten und der Liebe, die immer da ist, der einen Kraft, die alles durchdringt, Raum zu geben. Das allergrößte Werkzeug ist das pure SEIN. Ihm Raum zu geben, die Verbindung zu fühlen, die Situation wertzuschätzen, nichts damit zu tun und offen dafür zu sein, was geschieht. Wenn wir auf diese Weise innerlich einen Schritt zurücktreten und die Liebe selbst wirken lassen, können wir staunen und uns überraschen lassen, was als Nächstes geschieht.

In diesem Zustand übernimmt die Kraft unseres Seins auf eine Weise, die keine Technik hervorbringen kann. So etwas kann nicht angestrebt oder gewollt werden. Es geschieht, wenn der Raum dafür da ist UND etwas in unserem Gegenüber dafür bereit ist. In solchen Situationen kann allein durch die Frequenz der Liebe eine Öffnung bis hin zum Wechsel der Ebenen im Gegenüber geschehen. Das, was ein Mensch bewirken kann, wenn er sich entscheidet, ganz und gar Liebe zu sein, ist enorm. Der zentrale Punkt, der mir als Schulmedizinerin durch meine eigene Heilungsgeschichte und später in meiner Praxisarbeit klar wurde, ist: dass es ein höheres Bewusstsein braucht für Heilung und Befreiung. Vor allem braucht es Liebe. Liebe ist die wahre Medizin und wenn die Kraft der Liebe durch uns hindurch wirken kann, wird die Welt des Wunderbaren zum Wohle aller Beteiligten eröffnet. Das sind die Wunder, die ich im Feld der Seminare von Gerd Bodhi Ziegler durch die geballte kraft- und liebevolle Präsenz der Gruppe vielfach erlebt habe und heute in meiner Arbeit durch meine eigene Präsenz tagtäglich erleben darf.

Effekte in der Gruppe

Die Intensität der Prozesse in der Herzsitzarbeit ist nicht nur für die unmittelbar begleitete Person spürbar. Unsere emotionalen Verletzungen geschehen zwar in äußerst vielfältigen Ausformungen, die darunter liegenden Kernthemen sind aber begrenzt. Das, was einen von uns zutiefst bewegt, berührt gleichzeitig alle

Anwesenden. Während Bodhi mit Einzelnen auf dem Herzsitz in eine Klärung und Befreiung geht und die Person in ihre eigene essenzielle Tiefe führt, arbeitet er gleichzeitig mit allen Anwesenden. Sofern diese offen und mitfühlend den Prozess von ihrem Platz aus im Selbstkontakt miterleben, vollziehen sich das eigene innere Erleben und die Prozesse erstaunlich synchron. Durch das sich Einlassen auf das Thema der begleiteten Person und das Mitfühlen werden nicht selten auch eigene Themen angetriggert. Dieser Augenblick ist eine große Chance für emotionale Transformation und Heilung auch für alle anderen Teilnehmer, die gerade nicht auf dem Herzsitz sind. Wenn es gelingt, bei sich selbst zu bleiben, also nicht zu reagieren oder die Situation zu bewerten, sondern den Fokus die ganze Zeit nach innen gerichtet zu halten, kann der Zuhörer mit eigenen Emotionen durch alte Traumatisierungen in Berührung kommen. Diese Situation ist wie ein bereiteter Boden für die Transformation dieser alten Verletzungen und schafft somit ein weiteres Setting für Heilung und Befreiung. Während also ein Lebensthema auf dem Herzsitz geklärt wird, löst dies sehr oft bei anderen Teilnehmern ebenfalls ein erlösendes und befreiendes Erkennen aus.

Auf meinem Weg war es eine besonders schwierige Herausforderung, mich auf diese Art des Selbstkontaktes einzulassen. Mein berufsbedingt chronisch im Außen abgelenkter Fokus, kombiniert mit meinem logisch-analytischen Verstand waren prädestiniert dafür, um das Gehörte unmittelbar in ein Muster einzuordnen oder zu analysieren, manchmal sogar zu bewerten und zu beurteilen. Selbst wohlwollendes, korrektes und treffendes Erkennen von Mustern, Abhängigkeiten, Verletzungen, usw. ist lediglich eine Ablenkung des Verstandes vom Wesentlichen: Was löst die Situation in mir emotional aus? Bin ich bereit, dem einfach Raum zu geben? Wenn die Offenheit und die nötige Präsenz da sind, läuft der Prozess im Grunde ähnlich ab, wie für den

Einzelnen auf dem Herzsitz, nur dass nicht laut ausgesprochen wird, was gerade im eigenen Inneren passiert.

Verlust des Selbstkontaktes im Alltag

Es ist ganz natürlich, dass wir im Hamsterrad dieser Welt uns immer wieder vergessen und unseren Fokus hoffnungslos im Außen verlieren. Das ist zunächst nichts Schlimmes. Wenn wir die sichere Unterscheidung zwischen Persönlichkeit und Essenz gelernt haben, erleben und bemerken wir unmittelbar und schmerzhaft, dass wir aus der Wirklichkeit hinausgefallen sind und die Verbindung zu uns selbst verloren haben. Das Leiden erinnert uns daran, dass wir uns verloren haben und dieser Schmerz der Trennung bringt uns durch den bewussten Selbstkontakt immer wieder zurück zu uns selbst. In diesem ewigen Kreislauf von Verbunden- und Getrenntsein lockert sich immer mehr unsere suchtartige Identifikation mit der Persönlichkeit und wir entdecken in uns immer mehr unsere erste große Liebe. Die Liebe zur Wirklichkeit, zu unserem wahren Sein. Die Zeit, die wir für diese erste große Liebe verwenden, verwandelt sich von einem Geschenk der Selbstfürsorge zur inneren Notwendigkeit. Wenn wir durch die Herausforderungen im Alltagstrubel den Kontakt zu uns selbst verlieren, reicht es für paar Minuten innezuhalten, um uns an den Selbstkontakt zu erinnern. Egal, mit welchem der vier Schritte, ob Atem, Körper, Raum oder das, was gerade erlebt wird, wir einsteigen, die anderen drei sind darin gleichzeitig enthalten. Mitten in Routinetätigkeiten können wir uns daran gewöhnen, unseren Körper zu spüren oder uns an den Atem zu erinnern. Es gibt Menschen, die einen natürlichen Zugang zum grenzenlosen Raum haben und sie werden durch diese Fähigkeit unterstützt, dem, was gerade erlebt wird, einfach nur Raum geben zu können.

TEIL 2 – BEWUSSTSEIN DER TRENNUNG

Nach der theoretischen Einführung möchte ich in den folgenden Kapiteln meine persönlichen Prozesse teilen, um den Lesenden nachvollziehbar und vielleicht sogar erlebbar zu machen, wie dieses innere Wissen, das mit keiner aktuellen wissenschaftlichen Methode nachweisbar ist, in meinem Leben erfahrbar wurde.

Erfahrungen auf der Ebene der Persönlichkeit – auch wenn diese leidvoll erlebt werden – sind essenziell. Aufgrund des nach außen gerichteten Fokus verlieren sich Menschen zunächst in den Ereignissen und Dramen des Lebens. Auf diesem Weg findet die Reifung der Persönlichkeit statt und bis auf wenige Ausnahmen eines spontanen Erwachens ist dieser Prozess meist langwierig. Die Dynamik der Erkenntnis-Prozesse bestimmt jede Seele ganz individuell. Bei manchen ist es ein schleichender Prozess, bei dem nur nach und nach eine Entwicklung stattfindet und die

Dramen des Lebens innerlich jeweils anders erlebt werden. Bei anderen kreiert die Seele abrupte Lebensänderungen, wie etwa schwere Erkrankungen oder Unfälle, nach denen die Menschen eher große Sprünge machen. Bei allen Varianten erinnert das Leiden immer daran, dass Menschen den Kontakt zu sich selbst verloren haben. Niemand möchte endlos leiden. Daher entsteht bei jedem Menschen im Prozess der Selbstfindung, wenn das Maß des Leidens voll ist, die Entscheidung, im Selbstkontakt mit dem Fokus nach innen bei sich selbst zu bleiben und sich nicht mehr im Außen zu verlieren. Dieses Erwachen zu sich selbst und die Übergabe der Persönlichkeit eines Menschen erfordert Geisteskraft. Sie können erst geschehen, wenn das individuelle Maß des Leidens voll und die Persönlichkeit ausreichend gereift ist. Mit der Entscheidung für den »Innweg« statt den Ausweg, bekommt der Selbstkontakt und die Hingabe an unser wahres Sein eine höhere Priorität als die Aufgaben im Außen. Es wird unmittelbar erfahren, dass dieser Prozess das Leiden reduziert und davor schützt, uns zu verlieren. Daher wollen wir mehr davon und dabei verwandelt sich die Frage, »was will ich vom Leben?«, immer stärker in die Frage, »was will das Leben von mir?« Das ist der Prozess der Hingabe, in dem unser Menschsein immer mehr als Werkzeug für unsere wahre Bestimmung dient. Das Leiden ist somit ein wichtiger Motor der Entwicklung auf der Ebene der Persönlichkeit.

MENTALES RINGEN

Dieses intensive Ringen meiner Persönlichkeit vom unbewussten Opfersein, über den Ausstieg aus der Opferrolle bis zur Perfektion eines anfangs leidvollen, später zunehmend leidlosen Kampfes war ein Teil meines Weges. Dieser Weg brachte mir genau DIE Erfahrungen, die für mein heutiges Wirken aus meinem SEIN heraus erforderlich sind. Ich lernte auf meiner Suche nach Heilung außerhalb der Schulmedizin zum Teil wertvolle und wichtige Methoden mit tatsächlichem Heilungspotenzial kennen, die mir als Schulmedizinerin zunächst fern lagen. Doch mein gesundheitlicher Zustand, den ich durch sie erreichte, erfüllte mich mit Zufriedenheit. Ich war in überwiegend besserer körperlicher und emotionaler Verfassung. Das Streben meiner Persönlichkeit, etwas »weg« haben zu wollen, nahm Stück für Stück ab. Das war die Phase, in der das Leben begann, friedvoller und freudvoller zu werden. Bewusst und achtsam lebende Menschen erreichen diesen Zustand vielleicht durch wesentlich kleinere Dramen und Schicksalsschläge, als ich sie erfahren habe. Das Leid der Persönlichkeit, in welchem Ausmaß auch immer, ist aber bei allen Menschen auf dem Weg ihrer Reifung der stärkste Motor. Es ist die Voraussetzung für eine vollständige Kapitulation, was dann erst das wirkliche Ende des Kampfes und Befreiung bedeutet. Diese Wahrheit war in mir aber, wenn überhaupt, dann nur sehr vage präsent und nur aus der Theorie bekannt. Heilung und Befreiung durch Transformationsarbeit mit »Nichtstun« und »Sein lassen« waren für mich angsteinflößend und alles, was in diese Richtung ging, als »esoterisch« abgestempelt. Diese Art von Heilung erschien mir als Ärztin-Patientin vor dem Hintergrund der bisher erlebten großen Heilungsfortschritte als unbescheiden, vielleicht sogar ein wenig größenwahnsinnig und weckte daher noch mehr Widerstand in mir. Heute weiß ich, dass dies die größte Angst zahlreicher Menschen ist: die Angst vor der wahren Größe in ihnen. Einer Größe, die erst durch das Aufgeben des mächtigsten Instruments der Persönlichkeit, der mentalen Kontrolle, erfahren werden kann. Die schrittweise Übergabe der Persönlichkeit in der Ausrichtung auf das wahre Sein, auf das Göttliche in uns, ist einer der wichtigsten Aspekte in der Arbeit von Gerd Bodhi Ziegler, meinem Bewusstseinslehrer und Begleiter.

Der Widerstand gegen die Kapitulation der Persönlichkeit ist bei jedem Menschen unterschiedlich groß ausgeprägt und ein starker Verstand, der mir auch geschenkt wurde, ist nicht besonders hilfreich darin, diesen Widerstand aufzugeben. Umso wichtiger ist es, einen guten Begleiter in die eigene Tiefe an seiner Seite zu wissen.

PERSÖNLICHES WOLLEN

Etwas vom Verstand herkommend erreichen zu wollen, bringt uns in einen Zustand der Trennung. Solange das Wollen der Persönlichkeit da ist, wird Trennung kreiert, denn der Verstand in der Dualität kann nur das sehen und einordnen, was er bisher kennt, und schneidet sich damit von den anderen, vorhandenen, noch unsichtbaren Möglichkeiten ab. Das ist die Natur des Verstandes, er kann nicht intuitiv mitfließen. Dort, wo persönliches Wollen ist, gibt es immer eine Gegenreaktion. Es kann in Form von Projektion nach außen sein: »Wir dürfen das nicht, es ist verboten!« Oder es kann sich Widerstand zeigen gegen das, was da ist. »Ich habe Angst vor der Angst!« Wo der Widerstand groß ist, warten noch große Potenziale zur Hingabe. Die Krux ist, dass das »Wollen« weg haben zu wollen eben auch ein Wollen ist und es so nicht geschehen kann.

Der Weg zur Auflösung dieses Dilemmas und damit Erlösung bedeutet, das Wollen als Intensität zu spüren und *nichts* damit zu tun. Dieses Wollen will der Kraft der Liebe selbst, als Essenz-Qualität, übergeben werden. Hingabe bedeutet geschehen lassen, sich einlassen auf das, was jetzt gerade da ist: Das ist die bewusste Begegnung mit der Wahrheit des gegenwärtigen Augenblickes. Hingabe geschieht, wenn das Wollen losgelassen oder übergeben wird. Wenn die göttliche Kraft übernimmt, hat sie die Tendenz, sich zu optimieren. Das Leben ist unendlich kreativ und macht keine Fehler. Wenn alles, was da ist, sein darf und angenommen wird, passiert genau das, was passieren soll, darf oder möglich ist. So entwickelt sich wahres Vertrauen. Wenn die Hingabe vollständig ist, gibt es nichts mehr zu verstecken oder zu verlieren.

Mir ist die Kapitulation meiner Persönlichkeit auf freiwilliger Basis nicht gelungen. Wenn aber ein starker Verstand irgendwann so weit ist, dass er die Klarheit als Zugang zur Essenz entdeckt, braucht die Persönlichkeit meistens nicht sehr lange, sich vollständig hinzugeben.

ANGST VOR HINGABE

Ende des Jahres 2019, vier Monate nach meiner Aortendissektion, war absehbar, dass ich zwar noch einen harten Weg vor mir habe, aber den Gesundheitszustand – trotz verschlossener Leberarterie und einiger Stentprothesen im Bauch – zumindest auf dem Niveau von vor einem halben Jahr wieder erreichen könnte. Ich war zutiefst dankbar, dass ich wieder mal überlebt hatte und demütig, weil ich das Leben schon wieder so herausfordern musste.

»Ist das jetzt genug? Hast du es begriffen?«, fragte mich Monika. *»Ja, ich denke schon. Ja, ich habe es begriffen«*, antwortete ich etwas zögerlich. *»Weißt du, ich dachte wirklich, nein, seit der Rückführung von vor einem halben Jahr war ich überzeugt davon, dass ich eine gute Verbindung zu meiner Seele habe, ihr folge und die vermeintlichen Ego-Ziele weitestgehend überwunden habe.«* *»Hmmm ... weiß nicht«*, Monika klang zögerlich. *»Ganz ehrlich, Csilla, immer wenn ich an dich denke, kommst du mir vor wie ein Überschallflugzeug, für das man vergessen hat, die passende Landebahn zu bauen. Du und Klaus, ihr habt außer eurer Leidenschaft für die Medizin auch in eurem Lebensstil viel gemeinsam. Nach dem*

Motto: Genug ist nicht genug. Es muss immer ein bisschen mehr sein. Nicht das Gewöhnliche, sondern etwas Besonderes.«

Klaus war mein ehemaliger Anästhesie-Kollege und Freund, der Mann von Monika. Er ist 2004 an seiner zweiten Aortendissektion, etwa zwanzig Jahre nach der ersten, während einer erneuten Operation verstorben. Ich sehe sein Lächeln vor mir, als wäre es heute, als er in den OP geschoben wurde, wo die Chirurgen das Unmögliche versuchen wollten. Ich hatte gerade Dienst. Als ich auf dem Weg vom Tegernsee nach München im Rettungshubschrauber lag, habe ich seine Präsenz an meiner Seite gespürt. Ich hörte seine Stimme in meinem inneren Ohr, als er sagte: *»Csilla, entspanne dich, es wird alles gut. Du musst einfach einen nächsten großen Schritt gehen und hast deine Seele wieder mal gezwungen, dir die weiteren Lektionen auf diese dramatische Weise zu zeigen. Du erkennst sie sonst einfach nicht und stirbst lieber, bevor du einsiehst, einen Irrweg beschritten zu haben. Verstehst du?«* Diese Erinnerung ist wie ein Blitz in mein Hirn geschossen, während ich Monika zugehört habe.

»Ja, du hast, recht«, gestand ich. *»Ich werde es anders machen, als Klaus das getan hat. Ich werde auf mich achten, die Verantwortung für mich selbst vollständig übernehmen und noch viel mehr auf meinen Körper und meine innere Stimme hören«*, sagte ich, ohne in der Tiefe zu begreifen, was das wirklich bedeutete. *»Das wäre gut, wenn du aus seinem Beispiel lernen könntest, ohne das selbst durchmachen zu müssen, also ein weiteres großes Drama, meine ich«*, resümierte Monika.

Ich merkte einen sanften Widerstand, während ich über unser Gespräch nachdachte. Mir war bewusst, dass ich das eigentlich schon längst praktizierte. Mal mit weniger, mal mit mehr Erfolg, dennoch war ich doch schon seit Jahren auf diesem Weg! Was sollte ich denn noch alles machen? Die Wirksamkeit meines Weges zeigten mir mein sich stetig verbessernder Gesundheitszustand, die beglückende Entwicklung meiner sozialen Kontakte und das zunehmend liebevollere Verhältnis zu mir selbst. Mir ging es doch im Sommer 2019, bis zu dieser seltsamen Dissektion, richtig gut. Ich war erfüllt, glücklich und zufrieden, optimistisch und zuversichtlich meiner weiteren Gesundung und meinen bestehenden Baustellen gegenüber und einfach nur freudig gespannt und neugierig auf meine persönliche und berufliche Zukunft gewesen, dachte ich mir.

Ich gab diesem Widerstand Raum und etwas in mir entschied, genauer hinzufühlen. Ich dachte an die Begegnung mit Klaus' Seele im Rettungshubschrauber und hatte absolut keine Lust auf ein neues Drama. Ich konnte klar spüren, dass zur weiteren Heilung noch etwas Fundamentales fehlte. Tief in mir war doch noch eine Unzufriedenheit: Ich wollte ganz gesund werden, völlig problemlos atmen können, so wie in meinen ersten 33 Jahren. Ich ahnte auch, dass dieses fehlende Etwas schon da war, dass ich es nur in mir selbst finden konnte. Ich fürchtete, dass der Weg dorthin mit viel Arbeit an mir selbst verbunden war. Darüber hinaus wusste ich, dass die vielen inspirierenden Bücher mir den Weg dorthin zwar aufzeigen würden und auch eine Brücke zwischen Wissenschaft und Spiritualität schließen könnten – aber nur mit Lesen und Begreifen konnte ich es nicht finden. Ich erkannte, dass ich teilweise immer noch mit Zielen meiner Persönlichkeit identifiziert war. Ursprünglich wollte ich nach unserem Urlaub bis zum Saisonende von den verbliebenen sieben Wochenenden an fünf Wochenenden je ein Tennisturnier spielen. Natürlich liebte ich diesen Sport und es machte mir sagenhaft viel Spaß zu erleben, dass ich mich in meinem fortgeschrittenen Alter in allen Bereichen, also Fitness, Technik, Taktik und mental so gut weiterentwickeln konnte. Gleichzeitig schwang aber stets die aufwendige Verteidigung der vielen Punkte des Vorjahres mit, um meine Ranglistenposition zu bewahren. Ich war – für meine physischen Möglichkeiten – fit, technisch optimal trainiert, mental gut vorbereitet und äußerst motiviert, um all das auf den Tennisplatz zu bringen. Für meine Seele aber war offensichtlich gerade etwas anderes dran: etwas zu lernen, das viel wichtiger und nachhaltiger war, als die eifrige Verbesserung meiner Fähigkeit, Tennis zu spielen. Wie vor allen anderen gesundheitlichen Dramen, bekam ich auch diesmal sanfte Hinweise, die mir meinen richtigen Weg aufzeigten. Ich erinnerte mich an das Zwiegespräch mit meiner Seele in unserem Garten an der Donau, als ich im Liegestuhl meine Tochter mitten in der großen Weide am Ende unseres Gartens beobachtet hatte. Es ging damals um meinen inneren Konflikt, ob ich mich den spontanen Impulsen meines Herzens hingeben oder dem angestrebten Plan meines Verstandes folgen sollte, ein Dutzend Bücher für meine Weiterbildung zu studieren. Ich hatte mich klar für ersteres entschieden: Zunächst erlebte ich die Ekstase des Loslassens, danach wunderbare und befreite Urlaubswochen mit meiner Familie. Bald meldete sich meine strebsame Persönlichkeit mit ihrem Wollen wieder, der sich äußerte als Unzufriedenheit, Unruhe und Widerstand gegen das, was war. Anstatt diesen Zustand »Sein zu lassen«, »Nichtstun« und ihm einfach Raum zu geben, die Unruhe zu fühlen, unterbrach ich dann lieber doch für die paar Tage den Urlaub und reiste nach Deutschland, um am Tennisturnier am Tegernsee mitzuspielen. Nach dieser Erinnerung verstand ich Klaus' Botschaft nun in einer neuen Tiefe: Das Gewöhnliche wäre mir wieder nicht gut genug und zu langsam gewesen. Ich empfand zum ersten Mal so etwas wie tiefes Mitgefühl mit mir selbst. Gleichzeitig war ich dankbar für die Zeit, welche mir die Erkrankung geschenkt hatte. Es war wie eine Erlaubnis von außen: Ich legte sämtliche Projekte zur Seite und war fest entschlossen, Stück für Stück dieses Quäntchen, das mir fehlte, zu erwerben, um echte Heilung erfahren zu können. Natürlich zunächst aus meinem persönlichen Wollen heraus …

Ich hatte endlich die Meditation für mich entdeckt und erlebt, dass ich mithilfe meines Geistes mein inneres Erleben, meine physische Realität, sogar meinen Körper beeinflussen konnte. Inspiriert durch die Arbeiten von Dr. Joe Dispenza kam ich zunächst zu der Einsicht, dass ich meine äußere Realität selbst, von meinem Inneren, aus meinen Glaubensüberzeugungen, Mustern und emotionalen Schemata erschaffe. Die logische Konsequenz daraus ist, dass ich für meine Kreationen in meinem Leben, ob positiv oder negativ, selbst verantwortlich bin. Keineswegs im Sinne von Schuld, denn die meisten Kreationen sind das Ergebnis von automatisch ablaufenden Programmen, die aus dem Unbewussten entspringen. Der Ursprung dieser Programme ist überwiegend in der Biografie zu finden, sind also früh gelernte, geerbte oder von anderen, meist von Bezugspersonen übernommene Muster. Sie können aber auch viel älter sein, gar aus früheren Leben stammen. Unabhängig von ihrer Herkunft führen sie zu einer bestimmten Erfahrung, ein Ereignis im Außen, in der die altbekannten Gefühlsmuster wieder erlebt werden können. Diese Neuinszenierung bestätigt mein Denken und die Glaubenssätze, die dem Denken zugrunde liegen. Wenn ich als Kind konsequent erfahren habe, dass ich geliebt bin, wie ich bin, und ich die Herausforderungen des Lebens gut meistern kann, werde ich diese Erfahrungen später wiederholen. Wenn ich das Gegenteil erfahren habe, werde ich auch diese Erfahrung so lange wiederholen, bis ich meine automatisierten Programme umschreiben kann. Wie in einer Endlosschleife werden bewusste und/oder unbewusste Erinnerungen und emotionale Muster aus meiner Vergangenheit meine aktuelle Realität erschaffen. Auch im Gefühlsleben stecke ich in der Abhängigkeit von meinem alten Erleben und Fühlen fest und bin zunächst nicht in der Lage, über meine eigenen negativen Emotionen hinaus zu denken.

Diese Einsicht bescherte mir zunächst eine tiefe Entspannung, weil mir auf einmal etwas klar wurde. Wenn ich selbst für mein emotionales Erleben verantwortlich bin, dann bin ich auch die einzige Person auf der Welt, die das beeinflussen kann. Allein durch die Beobachtung dieser Endlosschleife: Erfahrung → Gefühl → Denken wäre es dann wohl möglich, die meinen Kreationen zugrundeliegenden Glaubenssätze zu identifizieren und diese einen nach dem anderen, wie in einem mentalen Prozess, willentlich zu verändern, so dachte ich. Praktisch gesehen kehrte ich einfach die Endlosschleife in die andere Richtung um, also Denken → Gefühl → Erfahrung. Eine neue Realität zu kreieren bedeutete für mich also, dass mein Denken meine Emotionen kontrollierte und nicht andersherum. Ich spüre meine unpassenden und hinderlichen Geisteshaltungen, Verhaltensweisen, Glaubenssätze und Sichtweisen auf, in denen ich feststecke, und die mir nicht ermöglichen, positive Emotionen zu fühlen und entsprechende Erfahrungen zu kreieren. Dann verändere ich mein Denken so, dass ich nur positive Gedanken zulasse, die zu positivem Erleben führen. Damit kann ich aus der Abhängigkeit von alten negativen Emotionen ausbrechen und der Weg zu neuen Erfahrungen ist gebahnt. Diese neu erschaffene Realität entspricht meinen selbst gewählten Wünschen und Gedanken. All das hörte sich logisch und schlüssig an. Es basiert auf wissenschaftlich mehrfach belegten Mechanismen über die Neugestaltung von neuronalen Schaltkreisen im Gehirn, in der wissenschaftlichen Sprache Neuroplastizität genannt.

Eine Intuition, dass wir so funktionieren, hatte ich schon immer gehabt. Als Kind und als junge Frau ist es für mich im schulischen und beruflichen Bereich selbstverständlich gewesen, dass ich das, was mir wirklich wichtig war, auch erreichen konnte. Ich glaubte nicht nur daran, sondern war regelrecht überzeugt davon, dass ich erfolgreich sein würde. Ich imaginierte bereits vor dem Erreichen meiner Ziele in meiner Vorstellung intensiv, wie großartig es sich anfühlen werde, wenn das gewünschte Ereignis oder der ersehnte Zustand endlich eintrat. Auf dem Tennisplatz allerdings sah meine Innenwelt völlig anders aus. Dort fühlte ich mich klein, untauglich, manchmal sogar wertlos und beschämt – warum, konnte ich nicht sagen. Obwohl ich diesen Sport seit meinem 11. Lebensjahr ausübte und schon damals über alles liebte, glaubte ich nicht daran, dass ich in Tennis erfolgreich werden könne. Ich hatte in den Matches Angst, einen Fehler zu machen. Anstatt ein Risiko bei einem Schlag einzugehen, rannte ich lieber zwanzigmal von links nach rechts und spielte den Ball nur sicher zurück. Nach einem misslungenen ersten Aufschlag zitterte ich, aus Angst einen Doppelfehler zu machen. Mit großem körperlichem Einsatz, Willenskraft und Kampf gewann ich zwar viele Spiele mühsam, hatte jedoch nicht die Freude und Leichtigkeit, die ich aus anderen Bereichen meines Lebens so gut kannte. Heute ist mir klar: In allen Bereichen meines Lebens kreierte ich immer wieder genau DIE Realität, die aus meinem bewussten und unbewussten Denken und Fühlen entsprang – wenn ich nicht an mich glaubte, dann hatte ich keinen Erfolg.

Aus meinen zahlreichen Lektüren von unterschiedlichsten Autoren habe ich gelernt, dass es für das Gehirn keinen Unterschied macht, ob eine Wirklichkeit tatsächlich erlebt oder nur intensiv vorgestellt, genauer gesagt, mit allen Sinnen und Emotionen visualisiert wird. Das Gehirn baut im Zustand langsamer Hirnwellenbereiche, wie etwa im tiefen meditativen Zustand, seine Schaltkreise langsam in Richtung Zielerfüllung um, entsprechend der aktuellen »Denken → Gefühl → Erfahrung«-Schleife. Diese Vorstellung, ich könnte durch Meditation in meinem Gehirn einen Umbau allein durch das konsequente geistige Erleben meines Wunsch-Zustandes bewirken, mich also selbst einfach umprogrammieren, faszinierte mich. Ich veränderte also mein

Denken, mein neues Denken ließ Gefühle entsprechend des gewünschten zukünftigen Zustandes entstehen und mein Körper reagierte darauf – hormonell, neurologisch und genetisch. Das passierte nicht über Nacht und die Geschwindigkeit und Qualität des Prozesses konnte ich nicht kontrollieren. Aber es erleichterte die Sache, bereits eine Referenzerfahrung zu haben, wie es sich zum Beispiel anfühlte, gesund zu sein oder zumindest eine klare Vorstellung über den Wunsch-Zustand zu haben. Ich würde viel Geduld dazu brauchen, das wusste ich – aber es würde gehen! Davon war ich überzeugt.

Ich habe also mit großer Begeisterung mehrmals täglich stundenlang über meine erwünschte Zukunft meditiert. Ich stellte mir abwechselnd vollkommene Gesundheit mit völlig ungehinderter Atmung und eine erfüllte Beziehung mit meinem Mann vor. Ich sah mich selbst auf dem Tennisplatz den Schläger mit Leichtigkeit bewegen, frei atmend, fühlte die Freude im Match, erlebte mich selbst mutig und selbstbewusst, auch bei brenzligen Situationen, und genoss das Spiel, völlig unabhängig vom Spielstand. Ich fühlte intensiv meine wiedergefundene Liebe zu meinem Mann, erlebte uns als zwei autonome Wesen in Harmonie, mit Verständnis und gegenseitiger Unterstützung. Die gemeinsamen Schlüssel-Emotionen bei dem Prozess der Visualisierung waren eine aus dem Herzen gefühlte Freude und eine tiefe Dankbarkeit über das Ergebnis. Denn die emotionale Signatur der Dankbarkeit bedeutet, dass ich im Herzen annehme, dass der gewünschte Zustand bereits eingetreten ist. Je länger ich in Dankbarkeit verweilen konnte, desto stärker zogen die Visualisierungen meine neuen Erfahrungen an. Zum Abschluss segnete ich meinen Körper und bat ihn, auf das neue Bewusstsein zu reagieren. Und ich segnete meine Vergangenheit, auf dass sie sich in mir in Weisheit verwandeln möge. Es gelang mir immer besser, mein Gehirn und meinen Körper auf mein neues Ich vorzubereiten.

Das regelmäßige geistige Erleben des Gewünschten in voller Dankbarkeit während der Meditationen war ein Magnet für Ereignisse. Meine Atmung war wieder ein großes Stück leichter geworden und das nicht nur in Ruhe, sondern auch während sportlicher Betätigung. Die Folgen der Dissektion heilten beschleunigt ab, mein malträtierter Magen erholte sich: Dem ersten Apfel ohne Schmerz folgte bald das erste Bier mit überirdischem Genuss. Mein Bluthochdruck besserte sich so deutlich, dass ich meine Medikation langsam reduzieren konnte. Meine körperliche Belastbarkeit steigerte sich in einem hohen Tempo – ich konnte mit meiner zerstörten linken Hand wieder greifen und zehn Wochen nach dem Ereignis fing ich vorsichtig wieder zu trainieren an. Ich reagierte in Stresssituationen gelassener, emotionale Ausbrüche wurden zu absoluter Seltenheit. Es fühlte sich in vielen Bereichen wie ein neues Leben an.

Ich nutzte zur Meditation geführte Audiodateien mit unterschiedlichen Ausrichtungen, je nach meinem aktuellen Impuls. Den Meditationen gemeinsam war ein Passus mit der Aufforderung, zum »Niemand« zu werden und dabei den davor visualisierten Zustand komplett loszulassen, ihn quasi ins vereinheitlichte Feld abzugeben. Somit wird dem potenziellen Zukunftsereignis überhaupt erst ermöglicht, die durch regelmäßiges, lebhaftes Visualisieren neu kreierten Schaltkreise in meinem Gehirn über die elektromagnetische Resonanz zu finden. So habe ich damals die Theorie verstanden, aber wirklich umsetzen konnte ich es vermutlich nicht. Ich spürte manchmal Verzweiflung: loslassen, loslassen ... was soll ich denn noch alles loslassen? Ich hatte doch schon alles losgelassen! Was sollte ich tun? Loslassen geschieht doch von allein, es ist kein aktiver Vorgang und kann nicht herbeigeführt werden. Ich erlebte hin und wieder die Macht des Loslassens von negativen Emotionen, wie Verzweiflung, Hilflosigkeit, Scham oder Schuld. Durch die Entladung dieser süchtig machenden alten Emotionen wurde körperlich spürbar eine ungeheure Energie freigesetzt und die Wirklichkeit ordnete sich völlig neu. Über diese Ereignisse hatte ich allerdings absolut keine Kontrolle und ich konnte sie mit dem Verstand nicht einordnen. Mein Fokus war völlig auf den mentalen Prozess und die körperliche Heilung ausgerichtet. Wahrscheinlich hatte ich deshalb lange nicht begreifen können, dass es hier darum ging, die mentale Kontrolle aufzugeben. Es war mir zum Beispiel auch nicht gelungen, die erfüllende und hingebungsvolle Sexualität mit meinem Mann zu visualisieren, obwohl ich diese am Anfang unserer Beziehung intensiv erfahren habe. Ich fühlte dabei eine unbegreifliche Bedrohung und Angst vor der Hingabe. Hierbei war ich immer automatisch – ohne das zu wollen – in meiner Vorstellung auf einen anderen Mann ausgewichen, mit dem ich in platonischer Liebe verbunden war. Mein Erleben war so schön, dass ich meiner Angst und Unfähigkeit, diese Erinnerungen abzurufen, keine weitere Bedeutung beigemessen habe. Im Nachhinein ist offensichtlich, dass hinter diesem unbewussten Widerstand alte emotionale Verletzungen verborgen waren, die auf Heilung und Befreiung warteten. Das ist jedoch durch eine willentlich durchgeführte Denktechnik nicht möglich. Das Denken ist eine Verstandesleistung, der Verstand kommt aber in die Dimension, wo Heilung von emotionalen Verletzungen geschieht, nicht hin. Im Gegenteil, positives Denken, das die Wahrheit des gegenwärtigen Augenblickes ignoriert, kann die kompensatorischen Abwehrstrategien sogar noch weiter verstärken. Diese sind zwar für das Überleben und Funktionieren förderlich, für Heilung und Befreiung jedoch eher kontraproduktiv. Durch die stärkere Abwehr wird möglicherweise die Triggerschwelle für das Auslösen alter Verletzungen erhöht, sodass unsere nicht geheilten Emotionen noch tiefer vergraben werden. Wenn aber der Plan der Seele die Heilung des Bewusstseins ist, wird sie nicht aufhören, noch dramatischere und schmerzhaftere

Ereignisse als Auslöser zu kreieren, um die alten Wunden zu berühren. Die hochploppenden Emotionen sind DIE Chance, vom Kopf ins fühlende Herz zu kommen und die Heilung einer anderen Instanz in uns zu übergeben.

Von einem Bewusstseinscoach habe ich weitere wertvolle, aber damals für mich paradox klingende Impulse bekommen: Ich solle das Ziel *»gesund werden wollen«* loslassen und einfach vertrauen. Ich solle den Job der Heilung an meine Seele abgeben und meinem Sein vertrauen. Dreimal täglich saß ich einige Minuten lang vor dem Spiegel, verlangsamte und vertiefte meine Atmung, ließ die Luft gefühlt durch mein Herz ein- und ausströmen, verband mich mit erhebenden Emotionen und positiven Erinnerungen, wie die Geburt meiner Tochter. Ich rezitierte mein Mantra: *»Ich vertraue mir selbst, meinem Körper und der Unterstützung meines Seins.«* Meine Herzfrequenzvariabilität und Herz-Hirn-Kohärenz erhöhten sich in den Messungen mit der HeartMath Technik signifikant, mein Bluthochdruck und auch die Parameter meiner Lungenfunktion verbesserten sich in den Kontroll-Untersuchungen weiter. Ich fühlte mich rundum wohler und belastbarer, mehr im Vertrauen, verbunden, entspannt, geliebt, getragen, trotzdem gut geerdet.

TEIL 3 – MEIN ERWACHEN

Alle Techniken, die ich gelernt hatte, waren zwar sehr wirkungsvoll und verbesserten meinen Zustand in allen Bereichen wesentlich. Dennoch erwiesen sich meine Übungen ab einem bestimmten Entwicklungsstadium als immer weniger effektiv. Irgendetwas passte immer noch nicht. Der Gedanke, dass jeder Mensch sich selbst nach seiner eigenen Vorstellung kreieren könne, erschien mir nun befremdlich. Ich empfand diesen Weg zunehmend als unstimmig, da das *»Wollen«* meiner Persönlichkeit im Prozess stark involviert war. Etwas in mir ahnte einerseits schon damals, dass all diese Techniken und Methoden sich nur solange für die Wünsche und Ziele meiner Persönlichkeit verwenden ließen, solange sie auch Inhalte des Seelenplanes waren. Andererseits hatte ich aber absolut keine Idee, wie es möglich sein sollte, gesund zu werden, ohne gesund werden zu wollen. Mein Bewusstsein bewegte sich nach wie vor auf der Ebene: *»mein Wille geschehe«*. Ich hatte zwar bereits mehrfach Erfahrungen gemacht, in denen ich zum Aufgeben meiner starken mentalen Kontrolle vom Leben gezwungen worden war, dachte aber, so etwas geschehe nur unbewusst, in extremen Situationen wie Lebensgefahr oder größter Not. Ich habe in diesen extremen Situationen klar gespürt, dass eine andere Kraft, eine viel größere Instanz als meine Persönlichkeit, mich übernommen und durch das Leben getragen hatte. Ich dachte, es sei Gott gewesen, wobei ich nie an Gott geglaubt hatte. Auf die Idee, ich könnte mit dieser Instanz auch bewusst und freiwillig, in Ruhe und Stille, ohne inneres oder äußeres Drama und Action in Verbindung treten, bin ich einfach nicht gekommen. Zumindest so lange nicht, bis ich Gerd Bodhi Ziegler begegnet bin.

BEWUSSTE KAPITULATION

Sass da Grüm, August 2020

Ich hatte von diesem Mann nie vorher etwas gehört. Eine Freundin von einer Freundin, die ich vor den Sommerferien *»zufällig«* kennenlernte, erwähnte ihn während einer angeregten Unterhaltung über verschiedene Meditationstechniken. Ihre Ausführungen ließen mein intuitives *»Etwas«* in mir gleich anspringen. Noch kurz vor der Abreise in die Ferien nach Ungarn recherchierte ich, ob Bodhi Ziegler vielleicht ein Tagesseminar in meiner Nähe anbot. Die nächste Möglichkeit war auf Sass da Grüm in der Schweiz: super teuer, super weit weg und 7 Tage länger als ein Tagesseminar. Aber der Zeitpunkt passte. Das Seminar fand in der letzten der vier gemeinsamen Urlaubswochen mit meiner Familie statt, sodass mein Mann auf unsere Tochter aufpassen konnte.

So war ich am 15. August 2020, dem Jahrestag meines erneuten wundersamen Überlebens nach der Aortendissektion, wieder in der Luft. Diesmal nicht im Rettungshubschrauber, sondern im Linienflug von Budapest nach Zürich, um mich an diesem idyllischen Kraftort am Lago Maggiore in die Geheimnisse von Gerd Bodhi Ziegler einweihen zu lassen. Während ich im Flieger saß, wanderten meine Gedanken durch die vergangenen 12 Monate und ich hörte mich innerlich sprechen: Ich hatte gleichzeitig furchtbares Pech und grandioses Glück. Für meine Genesung sorgte mein unbeugsamer Wille, gemeinsam mit meinem widerstandsfähigen Körper, begleitet von ununterbrochener Dankbarkeit. Die dazu nötige Geduld, die früher in mir so gut wie gar nicht vorhanden war, hatte ich nun ausreichend gelernt. Meine Beziehung zu meinem Mann hatte sich ins Positive gewandelt. Wir waren bei dem Versuch angekommen, damit aufzuhören, uns gegenseitig zu analysieren, was ab und zu sogar klappte. Wir nahmen uns mit unseren Unvollkommenheiten ein wenig leichter an und konnten etwas besser nur zuhören, ohne zu interpretieren und zu werten. Unsere Tochter war gerade wieder ganz gut bei sich, sie würde bald 10 Jahre alt werden, und ich freute mich auf die Herausforderungen der nahenden Pubertät. Meine Bestrebungen, einen beruflichen Wiedereinstieg zu starten und eine eigene Praxis zu gründen, hatte ich komplett losgelassen. Der Aufwand zur Erhaltung und weiterer Verbesserung meines Gesundheitszustandes nahm so viel Zeit in Anspruch, dass dies allein schon einer Halbtagsstelle entsprach. Meine Ausbildungen führte ich dennoch mit vollem Elan fort, die machte ich ja hauptsächlich für mich selbst. Ich behandelte und begleitete auch Menschen, die zu mir fanden und eine Begleitung brauchten oder wollten, weil ich einfach gerne half. Tennis war, bedingt durch die Corona-Pause in dieser Saison, etwas in den Hintergrund gerückt, aber auch das fühlte sich okay an. Diesen Jahrestag in der Luft zu feiern und dabei diese Gedanken zuzulassen, hörte sich an wie ein Resümee der Lebensmitte: Ich war voll auf dem Weg, so gut wie angekommen, mir ging es jetzt schon sehr gut und es würde möglicherweise weiterhin immer besser gehen. Was sollte ich bei diesem Bodhi noch lernen? Ich fühlte meine

Erwartungslosigkeit und die Freude darüber, einfach mal 7 Tage ohne Vorhaben und Ziele mit mir selbst an einem so magischen Ort zu verbringen und zu entspannen.

Die ersten drei Tage im Seminar saugte ich alle Informationen nur so auf, stellte eine Frage nach der anderen, um mit meinem Verstand erfassen zu können, was hier passierte. Durch den klaren, logisch strukturierten und verlässlichen Ausdruck von Bodhi durfte ich sehr viel Neues lernen und altes Wissen in einer stimmigeren Einheit neu strukturieren. Ich erfasste schnell: Durch die einfühlsame Begleitung, unterstützt vom kraftvollen Liebesfeld der Teilnehmer, erschien das pure Fühlen der Wahrheit des gegenwärtigen Augenblickes nicht mehr als so bedrohlich. Mit Hilfe von Selbstkontakt kam es zum Wechsel der Ebenen und wir verbanden uns mit unserem ganzen Sein. Von der Ebene der Persönlichkeit gelangten wir auf die Ebene von Essenz, wo die emotionale Transformation mühelos geschehen konnte.

Auf einen Schlag wurde mir klar, dass meine Suche nach Heilung, mit all den Methoden, in die ich mich in den letzten Jahren hineingearbeitet hatte, nur mühsame und anstrengende Lösungsversuche auf der Ebene der Persönlichkeit darstellten. Sie waren hilfreich gewesen – hatten mir auch stetig immer etwas mehr Gesundheit beschert, eine nachhaltige und vollständige Heilung aber konnten diese einzelnen Ansätze allein nicht bewirken.

Mein Verstand war befriedigt. Ich wusste nun alles, was ich wissen wollte und spürte zunehmend den Wunsch in mir, mich selbst einmal auf den Herzstuhl zu setzen und diesen offensichtlich befreienden Transformationsprozess zu erleben. Enttäuschung! Meine ersten beiden Anläufe auf dem Herzsitz führten nicht dazu, dass ich eine Essenz-Erfahrung machen durfte. Ich spürte in mir die Sehnsucht, in dieses Nichts hineinfallen zu können. Aber ich konnte es nicht, weil ich es *wollte*. Die Kapitulation der Persönlichkeit kann nicht mit persönlicher Kraft erreicht werden. Kapitulation geschieht durch Gnade und nicht als Belohnung für Bemühung. Es geschieht, wenn das Maß des Leidens in der Illusion des Getrenntseins voll ist. Dann ist die Kapitulation ohne Anstrengung möglich. Ich musste einsehen, dass das Eins-Sein auf der Ebene der Persönlichkeit nicht erfahren werden kann. Solange mein Streben danach da war, erschien immer noch etwas am Horizont, was erreicht werden musste, und das führte zwangsläufig zum Getrenntsein. Plötzlich begriff ich den vor einem knappen Jahr noch paradox erscheinenden Impuls eines Bewusstseinslehrers: Ich solle das Ziel *»gesund werden wollen«* loslassen und einfach vertrauen ...

Mein Verstand hatte das kapiert, aber irgendwie doch nichts begriffen. Bodhi sprach zum Schluss des Herzsitzes seine große Wertschätzung für mein offenes und freundliches Wesen und meinen Beitrag für die Gemeinschaft aus. Er entließ mich mit dem Vorschlag, mein Unterhaltungsprogramm für andere vorerst zu unterbrechen. Ich solle meinen Verstand zum Ausruhen schicken und meiner Hilflosigkeit, meiner Unsicherheit und meinem Nicht-Wissen begegnen. Ich solle mir meine Bereitschaft zum Ausstieg aus dem Muster der Grandiosität ganz bewusst machen und die Kontrolle der göttlichen Führung übergeben. Vertrauen könne sich erst einstellen, wenn sich der persönliche Wille nicht über den Willen der Ganzheit stelle. Es möge geschehen, was auch immer im Einklang des Seelenplanes geschehen wolle. Puhh ... das war harter Tobak für mich damals!

Am selben Abend konnte ich mich auf diese Vorschläge überhaupt nicht einlassen. Bis spät in die Nacht amüsierte ich mich im Kreis anderer Seminarteilnehmer darüber. Nach einer kurzen Nacht mit wilden Träumen merkte ich am Morgen, dass ich kein einziges Wort über die Lippen bringen konnte. Ich hatte den starken Impuls zu schweigen, was in so einer tiefsinnigen Gemeinschaft zum Glück weder unüblich noch logistisch problematisch war. Mein Wunsch nach Alleinsein wurde von allen respektiert; schon beim Frühstück flossen bei mir die Tränen und ich war tief mit mir selbst verbunden. Vielfältige Themen, schmerzhafte Verletzungen und Emotionen präsentierten sich wie auf einem Silbertablett. Ein Ausweichen oder eine Abwehr waren mir nicht mehr möglich, ich war von meinen ungeheilten Emotionen so überwältigt, dass mein Denken auf mein Fühlen absolut keinen Einfluss hatte. Mein Verstand hatte jede Kontrolle aufgegeben, ich konnte gar nicht denken. Am Nachmittag, nach mehreren Prozessen mit mir allein, fast im Stundentakt, fühlte ich mich besser und immer mehr im Einklang mit mir. Ich war dann überrascht, dass Bodhi mich zum dritten Mal auf den Herzsitz einlud, ohne dass ich mich vorher dafür angemeldet hatte. Ich berichtete über mein Erleben während des Tages und wurde von den intensiven Gefühlen, die ich bis dahin verdrängt, nach außen projiziert, und nie in ihrer vollen Intensität zugelassen hatte, erneut völlig überschwemmt. Es war ein befreiendes Weinen und ich fühlte mein sich öffnendes Herz laut schlagen. Sehr behutsam wurde ich zu dem sicheren inneren Ort geführt, stets in Verbindung mit meiner Essenz und konnte diese friedliche Stille, Liebe, Geborgenheit, Getragensein und himmlische Ruhe fühlen.

»Das kenne ich doch!«, stellte ich nach meinem Prozess ganz erstaunt fest. *»Das ist doch das gleiche Erleben, das ich im Rettungshubschrauber erfahren habe.«* Bodhi lächelte mich an und sagte: *»Ja ... das hier ist die freiwillige Variante. Sie ist nicht so gefährlich, wie ein lebensbedrohlicher Notfall.«*

Ich war fassungslos darüber, dass ich nicht in der Lage gewesen war, die unbewusst erlebte Kapitulation meiner Persönlichkeit im Rettungshubschrauber mit den mehrfach beobachteten Transformationsprozessen bei den Teilnehmern des Kurses in Zusammenhang zu bringen. Obwohl ich das »Konzept« mit meinem Verstand vollständig begriffen hatte! Ich musste diese Erfahrung selbst machen und sie ganz bewusst selbst durchfühlen, damit sich ein inneres Wissen darüber einstellen konnte.

Ich konnte diesen Prozess danach mit einem Bild von einer riesigen Lichtkugel beschreiben, die aus unzähligen winzigen strahlenden Teilchen gebaut war. Diese strahlenden Teilchen waren alle miteinander verbunden und bildeten zusammen eine große Einheit. Die einzelnen Teilchen beleuchteten die Wände um die Kugel, auf denen ihre Projektionen als unzählige, voneinander getrennte Lichtflecken sichtbar waren. Diese Flecken symbolisierten die Menschen, die sich von ihrer Quelle und voneinander getrennt erlebten. Sie hatten keine Ahnung davon, dass sie nur die Projektion von einem der unzähligen winzigen, strahlenden Teilchen in dieser riesigen Kugel waren. Das Teilchen, mit dem sie durch den Lichtstrahl verbunden waren, repräsentierte ihre Essenz. Darüber hinaus waren all diese Teilchen auch miteinander verbunden, und das war das Eins-Sein oder Gott. Es repräsentierte außerdem die erste Dimension, die ihre eigenen Projektionen nur beobachten, aber nichts erfahren kann. Daher hat sie das Menschsein in der Dualität erschaffen. Im Prozess des Erwachens begreifen wir, dass wir nicht nur ein getrennter Lichtfleck eines winzigen Teilchens des Ganzen sind.

In Sass da Grüm entschied ich mich, dass ich keine weiteren gesundheitlichen Dramen kreieren, sondern die Botschaften meiner Seele verstehen, mich führen lassen und getragen fühlen, im Vertrauen sein und loslassen wollte. Jede Sekunde meines Lebens hatte ich die Möglichkeit, in den Selbstkontakt zu gehen und mich der Intensität des gegenwärtigen Augenblicks hinzugeben.

Es war ungleich besser, den eigenen Ängsten freiwillig zu begegnen, als sich durch das Leben durch Katastrophen dazu zwingen zu lassen. Das kam nun wirklich bei mir an. Einen weiteren wichtigen Aspekt musste ich mir dennoch bewusst machen: Die Heilung der Seele konnte auch im Zurücklassen des Körpers geschehen. Meine gefühlte Erkenntnis war folgende: Wir müssen weder um das Leben kämpfen noch uns nach dem Tod sehnen. Wann auch immer der Tod kommt, ist das der richtige Zeitpunkt.

Mit der ersten bewussten Kapitulation meines Verstandes begann also mein Prozess des Erwachens. Es war ein wundervoller Lebensabschnitt, immer mehr aus meinem SEIN heraus zu leben. Äußerlich zwar mit weiteren, oft noch schwierig erscheinenden Herausforderungen, aber mit einer immer tieferen Hingabe an das, was jeweils war: an die Wahrheit des gegenwärtigen Augenblicks. Die Reifung meiner Persönlichkeit schritt ab dem Moment in einer anderen Dimension voran. In Freiheit und mit voller Freude und Genuss, mit Neugier, Staunen, Leidenschaft, aber auch Trauer und Schmerz. In stetiger Bereitschaft zum Fühlen und Loslassen und deshalb mit immer weniger, manchmal auch ganz ohne Leid und Kampf.

UNTERDRÜCKTE HILFLOSIGKEIT

Teacher Training, November 2020

Auch mein erstes Teacher-Training war mir »zugefallen«, weil das gewählte Intensiv-Wochenende Corona-bedingt abgesagt wurde. Damals hatte ich in mir noch nicht in der Tiefe verankert, dass das Leben keine Fehler machte, sodass ich mich zunächst geärgert habe. Mit dem immer tieferen Eintauchen ins Liebesfeld während des Teacher-Trainings in Odenwald verflog mein Ärger sehr rasch. Mit unerschütterlicher Neugier, aber mit etwas mehr Zurückhaltung als in Sass da Grüm, setzte ich meine Fragen fort. Gegen Ende des Seminars hatte ich endgültig begriffen, dass diese Bewusstseinsarbeit einfach nicht geeignet war, um Zweifel und Fragen meines Verstandes auszuräumen. Ich fühlte einerseits eine große Erleichterung, dass ich mein stärkstes und ununterbrochen benutztes Werkzeug einfach so in den Urlaub schicken konnte, andererseits empfand ich eine große Dankbarkeit Bodhi und den Teilnehmern gegenüber, die mein mit dem Verstand »verstehen wollen« stets mit Engelsgeduld und Verständnis angenommen hatten. Ansonsten wäre ich möglicherweise davongerannt.

Natürlich hatte ich auch dort für meinen Herzsitz zunächst einen didaktisch perfekt ausgearbeiteten Plan und die Organisatorin hatte für das passende Timing gesorgt. Ich war dann völlig aufgelöst, als mir ein wiederkehrender schrecklicher Alptraum ausgerechnet in der Nacht vor meinem gut vorbereiteten Auftritt auf dem Herzsitz einen Strich durch meine Rechnung machte. Bodhi lächelte wie immer verschmitzt und zeigte keinerlei Interesse an meinem Plan, umso mehr aber an meinem Traum.

Seit etwa 1–2 Jahren träumte ich alle 4–6 Wochen, dass ich mich nach 13 Jahren Kranksein im beruflichen Wiedereinstieg an meinem sehr geschätzten ersten Arbeitsplatz im Klinikum Augsburg befand, wo ich damals meine Facharztausbildung zur Anästhesistin gemacht hatte. Ich habe sehr gute Erinnerungen an diese Zeit, denn ich fühlte mich damals pudelwohl mit meiner Arbeit und bekam stets große Unterstützung von meinen Vorgesetzten. Im Traum bekam ich Aufgaben, die ich in der damaligen Realität souverän und mit großer Motivation und Freude erledigt hatte, im Traum aber fühlte ich Überforderung. Ich fing an, zu schwitzen und mein Herz raste. Panik breitete sich in mir aus und ich hörte mich fast schreien: *»Wartet, wartet, ich bin gerade den ersten Tag nach 13 Jahren wieder da, lasst mich bitte erst mal wieder* *einarbeiten, ihr könnt mich nicht gleich zu einem riesigen und komplexen Eingriff mit Blutschlacht beim Hochrisikopatienten einteilen!« »Ach du schafft das schon, Csilla«*, sagte ausgerechnet der Oberarzt zu mir, mit dem ich bis heute sehr gut befreundet bin. In dem Moment wachte ich schweißgebadet und mit starker Atemnot aus meinem Traum auf und fühlte einen gewaltigen Widerstand in mir. Nach wenigen Minuten war ich dann froh, aufgewacht zu sein und zu erkennen, dass absolut keine Notwendigkeit bestand, meine alte Arbeit wieder aufzunehmen. Dennoch war ich zu diesem Zeitpunkt noch im Unklaren darüber, was dieser Traum mir wirklich sagen wollte.

»Okay Csilla, wenn du bereit bist, gehen wir ein bisschen in die Tiefe«, sagte Bodhi zu mir, nachdem ich ihm und der Gruppe meinen Traum erzählt hatte. *»Gehe einfach nochmal zu dem Moment, als du schweißgebadet aufgewacht bist und spüre in diesem Moment in dich hinein. Was ist das Grundgefühl von Panik, was in diesem Moment da ist?« »Überforderung, Hilflosigkeit, Verzweiflung«* – meine Antwort kam ohne Überlegen, es war alles sofort wieder da. *»So, und jetzt öffne dich genau diesem Gefühl in dir: Überforderung, Hilflosigkeit, Verzweiflung. Das sind emotionale Informationen, die in deinen Zellen, in deinem System gespeichert sind, die gefühlt werden wollen. Die voll bewusst erlebt werden wollen, da sein dürfen wollen, gefühlt erfahren werden wollen ... Lass es atmen und öffne dich für die Möglichkeit, genau das jetzt zu fühlen ... Spüre in deinen Körper hinein ... Lass dich davon überwältigen, so wie es dich in deinem Traum regelmäßig überwältigt ... Was stellt sich jetzt ein?«*, fragte mich Bodhi. *»Ich komme mit diesen Gefühlen nicht in der Intensität in Kontakt, wie es im Traum war. Ich habe ein Pochen im Bauch, das ist unangenehm. Ich kenne das, ich glaube, dass ich diese Gefühle ein Leben lang unterdrückt habe«*, erwiderte ich. *»Ja. Okay, übrig geblieben ist ein Pochen im Bauch, alles andere ist unterdrückt und abgelagert im Unbewussten ...*

Okay, im Augenblick ist ein Pochen im Bauch die höchste Intensität. Lass es atmen, atme genau dorthin ... Öffne dich für die Möglichkeit, dich mit dieser Intensität im Bauch zu verbinden und eins zu sein ... es atmet dich ... nichts tun ... nur der Intensität folgen ... wohin führt sie dich?« »Ich suche oder ich versuche zu sehen, wo es mich hinführt und ich sehe keine Richtung, ich bin einfach nur auf der Stelle«. »Die Suche ist aktives Tun und die Einladung an dich ist, spüre die Suche und verzichte darauf. Lass sie los ... für ein paar Atemzüge sei ohne Suche, ohne den Versuch irgendwo hinzukommen, wo du jetzt in diesem Moment noch nicht bist. Die Suche lenkt dich von der Wahrheit des gegenwärtigen Moments ab ... die Suche ist ein Versuch, etwas anderes zu finden, was noch nicht da ist ... was ist die Wahrheit des gegenwärtigen Momentes, wenn du nichts suchst und alles, was du in dir vorfindest, jetzt da sein darf?« Ich konzentrierte mich auf meine Atmung, spürte die Luft ein- und ausströmen und konnte beobachten, wie die Suche nachließ. *»Ist dir das überhaupt möglich, nichts zu tun, nicht zu suchen?«* Bei dieser Frage tauchte in mir unmittelbar das Bild von einer Kokosnuss auf, die selbstbewusst grinste. Ohne es zu hinterfragen, teilte ich Bodhi und den anderen mit, was sie zu mir sagte: *»Na, da kommst du ohne Gewalt eh nicht dran«. »Ja, deine innere Weisheit spricht zu dir in diesem Bild«*, lächelte Bodhi und leitete mich an, weiterzugehen. *»Betrachte und fühle diese Kokosnuss, an die du ja eh nicht drankommst und gib jeden Versuch auf, an sie drankommen oder sie zu knacken. Wenn sie einfach da sein darf, als Teil deiner selbst und du nichts damit tust, was geschieht damit?« Ich ging mit, spürte in das Bild hinein. Ich sah diese Kokosnuss vor mir, gefüllt mit Hilflosigkeit und merkte, wie die Bereitschaft in mir sich langsam einstellte, auf die gewaltvollen Versuche, die Kokosnuss zu knacken, zu verzichten: »Es fühlt sich gut an, es ist Raum da ... dann ist es so und du bleibst halt krank. Es ist okay.«* Ich hörte ein Stück Granit bröckeln um meinen Kopf herum. *»Ja. Es ist der Impuls der Annahme. Was auch immer geschehen mag, darf sein.*

Es ist weder gut noch schlecht, ich bin damit in Frieden. Es entsteht Raum. Und jetzt ist die Einladung an dich, in diesen entstehenden Raum hinein zu entspannen, in diesen Raum hinein zu sinken, vielleicht sogar dich in diesen Raum hinein fallen zu lassen ... nichts tun ... wie erlebst du das?«, führte Bodhi fort. »Sehr befreiend und leicht. Und Gedanken kommen. Stimmen in mir, die sagen, sei doch froh, wie gut es dir jetzt schon geht. Vor 8-9 Jahren warst du noch am Beatmungsgerät und du wärst froh gewesen, in dem gesundheitlichen Zustand zu sein, in dem du jetzt bist«. Bodhi unterbrach sanft den Einsatz meiner Persönlichkeit. *»Gedanken kommen und gehen, die Frage ist, Csilla, ob du auf sie aufspringst, ob du die Oberfläche vorziehest vor dem weiter Sinken und Fallen in deine Essenz, in deine Tiefe. Gedanken können immer auftauchen, sie sind aber nicht wichtig, wir müssen nicht auf sie aufspringen. Als du eben angefangen hast, zu sprechen, war schon in diesem Augenblick ein Stück Tiefe verloren gegangen. Die Einladung ist, noch tiefer in diese Akzeptanz, in dieses Einverstanden-Sein einzutauchen und dich in den Raum, der dadurch entsteht, hinein zu entspannen ... vielleicht dich sogar hineinfallen zu lassen, wenn du bereit bist, für einige Atemzüge, probeweise, jede Kontrolle zu verlieren ... ohne Kontrolle zu existieren ... was erlebst du jetzt, wenn du keine Trennung aufrechterhältst? Was ist offensichtlich, direkt und unmittelbar da?«* Ich spürte plötzlich, wie ganz leise meine Tränen flossen und für einen kurzen Moment fühlte ich mich hilflos und ausgeliefert. Für den Bruchteil einer Sekunde sah ich mich selbst als kleines Kind, das völlig verzweifelt für sich kämpft, schreit und tobt und dennoch nicht gesehen wird. In dem Moment tauchte das vom Rettungshubschrauber bereits gekannte Gefühl des Getragen-Seins auf und ich war eins mit allem. Ich fühlte mich gut aufgehoben, tiefe Verbundenheit und Vertrauen stellten sich ein und ich war in Frieden. *»Meine Güte«*, sagte ich völlig erstaunt und zutiefst berührt, *»ich kenne das so gut, das ist wieder das Gefühl, was ich in meinen Grenzsituationen erlebt habe. Ich muss fast* *sterben, um diese Kontrolle loslassen zu können.«* »*Ja*«, flüsterte Bodhi, »*und jetzt öffne dich für die Möglichkeit des Sterbens … nichts tun … atme, loslassen, atme, einlassen … was erlebst du jetzt, wenn alles da sein darf?«* »*Ruhe und Frieden*«, sagte ich. »*Ja. Diese Ruhe und Frieden sind Facetten deines Seins. Du fühlst dich immer dann so, wenn echtes Loslassen von Kontrolle, von Trennung möglich wird durch Nichtstun. Loslassen ist kein Tun, Loslassen kann nicht gemacht werden. Der Wechsel der Ebenen findet statt, wenn Tun wenigstens zu einem gewissen Grad aufhört, unterbrochen wird, wenn Loslassen und Einlassen natürlich geschehen. Dann öffnet sich dieser Raum, diese Wirklichkeit, die du jetzt wieder erlebst, die auf der einen Ebene neu ist und auf der anderen Ebene uralt vertraut. In allen entscheidenden Situationen deines Lebens und allen Grenzsituationen war genau das da. Und hier sind die Antwort und die Erlösung für Überforderung, Stress, Hilflosigkeit und Verzweiflung. Wenn dieser Traum wiederkehrt, öffne dich dem Erleben von Überforderung, Hilflosigkeit, Ohnmacht, Kontrollverlust, Ausgeliefertsein. Das sind Teile von dir, alte Emotionen, die zu fühlen durch Kontrolle vermieden wird.«* Eine tiefe Erschöpfung machte sich in mir breit. »*Es ist so anstrengend, alles 120%ig zu machen*«, seufzte ich. »*Genau*«, antwortete Bodhi, »*das war deine Überlebens-Strategie und jetzt bist du hier. Die Einladung ist, bereit zu sein, das, was nie sein durfte, was eine tödliche Bedrohung war, genau das einzuladen, dich damit anzufreunden, genau das zu fühlen und zu erleben, wann immer es sich zeigt. Du musst nichts damit machen. Wann immer es sich zeigt, ist die Bereitschaft da, ihm fühlend zu begegnen, und es ist willkommen. So werden Schattenaspekte und unterdrückte Anteile integriert. Sie bekommen Raum. Und weil sie für uns oft so bedrohlich sind, sie waren lebensbedrohlich, führen sie uns in die Bereitschaft zu sterben. Es braucht die Bereitschaft, dem Sterben und dem Tod ins Auge zu sehen. Ins Bodenlose, ins Nichts zu fallen. Das ist der Nullpunkt, an dem Essenz übernimmt. An dem der Wechsel der Ebenen geschehen kann, wenn die entsprechende Information zur Verfügung steht. Wenn sie nicht zur Verfügung steht, können Menschen an diesem Punkt zerbrechen. Wenn sie zur Verfügung steht, kann der Quantensprung geschehen. Was erlebst du jetzt?« »Eine unglaubliche Entspannung, auch in meiner Kehle und ich habe spürbar mehr Raum für das Atmen.« »Gut. Ich glaube, es reicht für heute«,* sagte Bodhi, *»bleibe in dem Modus des Nichtstuns, mit dem, was da ist und der Bereitschaft, dich einzulassen und loszulassen«.*

Mein Traum zeigte mir deutlich, dass es Zeit war, meiner existenziellen Hilflosigkeit und Verzweiflung wirklich zu begegnen. Sie zu umarmen und anzunehmen, damit das Loslassen geschehen durfte. Nichts im Außen, nur die Essenz meines Seins, konnte diese Illusion auflösen. Wenn ich mich auf diese gefürchteten und verhassten Gefühle und auf alles, was sie in mir auslösten, einließ, würde ich überrascht sein, welche Befreiung ich erleben konnte. So viel war mir sofort klar geworden. Etwas später ist mir auf einmal auch bewusst geworden, dass ich es nie gelernt hatte, diese existenzielle Hilflosigkeit als einen Aspekt des Lebens anzuerkennen. Sogar nach dem Ausstieg meines Körpers aus meinem damaligen Leben hatte ich viele Jahre lang in diversen Kompensationsstrategien festgesteckt, um meiner Hilflosigkeit nicht begegnen zu müssen. Ich war schwerstkrank, befand mich wiederholt in lebensbedrohlichen Situationen, war also *»objektiv«* hilflos und bedürftig. Selbst in diesen Situationen war die offensichtliche Einladung des Lebens, meine Hilflosigkeit zu fühlen und ihr zu begegnen, viel zu bedrohlich. Stattdessen habe ich sie in Form von Forderungen an mein Umfeld nach außen projiziert.

Ich fühlte mich nun gut gerüstet, nach Hause zu fahren und hatte alle wichtigen Werkzeuge im Gepäck für ein zunehmend leidfreies Leben. Was immer auch geschehen mag, ist willkommen, dachte ich. Es war mir bewusst, dass traurige Momente,

Emotionen und tiefe innere Schmerzen nach wie vor auftauchen würden, denn sie gehören zum Menschsein dazu. Ich war bereit, mich durch auftretende Emotionen in meine eigene Tiefe führen zu lassen. Denn ich wusste, dieser Prozess verursachte kein Leiden. Leid entstand nur, wenn ich einen Widerstand gegen die Wahrheit des gegenwärtigen Augenblickes in mir hatte. Ohne ein Nein gegenüber dem, was gerade da ist, kann kein Leiden existieren, denn so existiert keine Trennung. Vielmehr bin ich dann eins mit meinem inneren Erleben. In der Theorie klingt das alles logisch und easy. Ich war gespannt auf das Experiment, das mich auf meiner Entdeckungsreise nun erwartete.

Nach meiner Ankunft zu Hause war ich drei Tage lang zu nicht mehr in der Lage, als auf der Couch herumzuliegen. Ich war erschöpft, merkte die Tiefe meiner Prozesse und wie es in mir arbeitete. Dem musste ich Raum geben. Ein normaler Alltag war kaum möglich. Ich schaffte gerade das Kochen und die Versorgung meiner Tochter, nicht aber meinen Sport, den Schreibtisch und meine Human Design-Analysen. Am dritten Tag war ich ein kleines bisschen vitaler und am vierten Tag war ich plötzlich wieder voller Energie, motiviert für meine Arbeit, mit einem völlig anderen Blickwinkel, veränderter Wahrnehmung und einem bisher unbekannten Lebensgefühl geprägt von Freiheit, Verbundenheit, Frieden, Vertrauen und Gelassenheit. Kaum war ich ins normale Leben zurückgekehrt, kassierte ich den ersten heftigen Trigger durch meinen Mann, der in wenigen Sekunden wirkte. Prompt war ich tief mit meiner Hilflosigkeit und Verzweiflung verbunden – diesmal im Wachbewusstsein. Ich weinte bitterlich, konnte mich von meinen Gefühlen überwältigen lassen. Als es allmählich wieder ruhig, friedlich und warm in mir wurde, war ich zunächst froh, dass mein Mann die Tür zugeknallt hatte und weggegangen war und meinen Gefühlsausbruch nicht mehr mitbekommen hatte. Durch diese Entspannung konnte ich weiter in die Tiefe gehen und empfand große Dankbarkeit ihm gegenüber, dass er in den vergangenen Jahren für mich da gewesen war, meinem Weg Raum gegeben hatte und trotz all unserer Konflikte und Dramen bei mir geblieben war. Mir dämmerte, dass der Weg zu einer befreiten Partnerschaft noch ein recht weiter sein würde. Ich hatte außer meinen gewohnten tiefenpsychologisch-analytischen Gedanken, die nie wirklich hilfreich waren, keine Ahnung, wie ich das überhaupt schaffen sollte, und bat meine innere Führung, mir den Weg zu weisen und Geduld zu schenken.

HERZOFFENHEIT

Silvester Online, Dezember 2020

Die Zeit nach dem Teacher-Training bis zum Jahreswechsel 2020/21 war für mich die entspannteste, inspirierendste, zufriedenstellendste und bewegendste Phase meines bisherigen Lebens. Es hatte mit meinem neuen Bewusstsein zu tun. Es fühlte sich an, wie Quantensprünge im Wochenrhythmus. Durch die Impulse und die Begleitung von Bodhi erschloss sich mir eine neue Ebene, mit früher nicht geahnter Leichtigkeit und Freiheit, Frieden und Liebe in mir. Diese bisher nie bewusst erlebte Qualität der Wahrnehmung war die Folge meines Aufgebens des bisherigen Kampfes. Gewissermaßen als Nebeneffekt der inneren Veränderungen bekam ich besser Luft und fühlte ein neues körperliches Gleichgewicht. Bilder eines Kokons, der sich langsam zu einem Schmetterling entpuppt, kraftvoll, frei und leicht, kamen vor meinem geistigen Auge. Ich wusste, ein Anteil meiner Persönlichkeit hatte kapituliert, aufgegeben, losgelassen und meine Essenz hatte übernommen. Das Zwischenfazit nach dem ersten halben Jahr im Bodhi-Feld lautete: Mein Verstand ist der Anwalt meiner sich getrennt erlebenden Persönlichkeit und hat seinen Job bisher unfassbar gut gemacht. Ich bin ihm dafür dankbar, aber jetzt auch dafür, dass er immer öfter bereitwillig zur Seite tritt und die Führung einer viel größeren Instanz übergibt – meiner Seele oder Essenz. Sie kommuniziert über das Herz und klare Gefühle mit mir; ich lerne gerade ihre Sprache. Mit offenem Herzen und in immer harmonischerer Koexistenz mit meinem Verstand kann die leise Stimme meiner Seele nach Jahrzehnten des übermächtigen, vom Verstand produzierten Lärms wieder auf eine sanfte Art zu mir sprechen. Und das tut sie auch, und ich kann sie hören. Wow, was für eine große Freude.

Meine gesamte freigesetzte Lebensenergie floss in meine neue Arbeit, die mich glücklich machte. Ideen und Projekte strömten in mich hinein – ich kam mit dem Umsetzen nicht mehr nach. Im Online-Seminar Anfang Dezember 2020 teilte ich meine Sorge darüber, dass ich wichtige Impulse vergessen könnte, weil ich nicht so schnell aufschreiben kann, wie die Eingebungen kommen. Daraufhin schickte mich Bodhi für drei Tage ins Nichtstun und Feiern. Er meinte, was wirklich wichtig sei, werde auch nach der Pause wiederkommen. Aus den drei Tagen wurden durch eine Erkältung »freiwillig« vier, dann schließlich unfreiwillig 7 Wochen. Die Unterbrechung des gerade Erlebten, des so beglückenden Flowerlebnisses bei meiner Arbeit führte mich erneut in meine Tiefe. Die Konflikte mit meinem Mann intensivierten sich, nicht erlöste Themen zeigten sich in Form von heftigen Wellen.

Für das Silvester-Seminar hatte ich mir vorgenommen, meinen Mann aus all seinen Rollen zu befreien, die ich ihm seit Beginn unserer Beziehung unbewusst aufgezwungen hatte, und die er auch meistens gut erfüllte. Am Anfang unserer Liebesbegegnung war er auf der Ebene von Mann und Frau mein Liebhaber. Später wechselten die Rollen: Er war eine Zeit lang wie eine Ersatz-Mutter für mich, dann ganz lange mein Arzt. Kein Wunder, dass er immer unzufriedener, frustrierter und hilfloser wurde und mir üble Vorwürfe machte. Eine Zeit lang empfand ich uns sogar wie Feinde. Wir hatten mehrere Paartherapeuten überfordert und erschöpft und aus der Not heraus versucht, Waffenstillstand zu schließen. Inzwischen empfand ich ihn als einen freundschaftlichen Gefährten mit wechselnden »Funktionen« wie Versorger, Zuhörer oder Ratgeber. Ich versuchte seit einigen Monaten vergeblich, unser jahrelang eingeübtes Muster der gegenseitigen Analyse zu unterlassen. Ich wusste inzwischen, dass diese Analyse lediglich eine Abwehrstrategie war, meinen Fokus von meinen inneren Vorgängen nach außen zu richten, auf ihn. Diese nur scheinbare mentale Kontrolle der Geschehnisse half mir zwar, meine Ängste zu verdrängen, machte es mir gleichzeitig aber unmöglich, mich vertrauensvoll dem Leben hinzugeben. Diese Strategie war recht ausgeklügelt, denn mir ging es scheinbar gut. Ich ließ mich nicht mehr wie früher durch die verbalen Attacken meines Mannes verletzen. Ich stand gewissermaßen darüber, grenzte mich regelmäßig freundlich ab und sorgte woanders für mein Wohlbefinden. Dabei vermied ich es allerdings zu fühlen, was seine für mich schrecklichen Worte in mir auslösten. Die negativen Emotionen steckten aber in meinem Körper und verhinderten die Entstehung von echter Nähe und Intimität zwischen uns. Uns beiden waren sowohl die eigenen Muster als auch die des Gegenübers mental bewusst. Wir wiesen uns regelmäßig gegenseitig darauf hin, dass unser »unerwünschtes Verhalten« die unbewusste Kreation des jeweiligen Gegenübers war. Dahinter steckten die Hoffnung und die Erwartung, dass der andere sich endlich selbst im anderen als Spiegel anschaute. Wir waren inzwischen beide geübt genug, um die Verantwortung für diese Kreationen beim anderen zu lassen. Gleichzeitig lenkten wir durch mehr oder weniger sachliche Belehrungen oder psychologisch fundierte Analysen des anderen den Fokus von dieser eigenen Kreation ab, um den eigenen, angstbesetzten Emotionen dabei nicht begegnen zu müssen.

Das alles war ein endloser Kampf zu zweit, aus dem ich vorher schon immer aussteigen wollte. Unsere Muster, auch meine, waren allerdings völlig festgefahren. Ich konnte nichts tun, als den Status quo zu akzeptieren. Akzeptieren ist eigentlich gut und hilfreich, das Problem war nur, dass mein Ich, das sich als getrennt erlebte, das nicht konnte. Dann entdeckte ich, dass ich mir vom »Akzeptieren« eine Art Schutz und Linderung erwartete, wenn ich dem gefürchteten Dunklen begegnen sollte. Durch diese Gedanken fühlte ich mich ertappt. Ich entschied mich, die Vorwürfe meines Mannes nicht mehr abzuwehren, sondern bereit und offen zu sein. Ich ließ jedes Wort in mein Herz hinein, um anzuschauen, welche Emotionen und Erinnerungen sie in mir auslösen. Einige Tage, nachdem ich das versucht hatte, fühlte ich einen unglaublich großen Schmerz, Traurigkeit und Ohnmacht. Seltsamerweise aber litt ich überhaupt nicht, weil die innere Hölle in mir Raum bekam. Langsam sickerten Licht und Liebe da hinein und Verwandlung und Transformation konnten geschehen.

Auf dem Herzsitz dann wurde mir klar: Ich musste nicht wirklich *meinen Mann* von irgendeiner Rolle befreien. Die Befreiung fand *in mir* statt. Solange ich mein Wohlbefinden abhängig vom Außen machte, war ich wie ein Kind. Ein kleines Kind braucht seine Mutter im Außen. Im Erwachsenwerden dürfen wir Schritt für Schritt immer freier davon werden. Ich spürte auch, dass: *»Ich brauche meinen Mann«* für mich nicht mehr stimmte, dass es eine Illusion war, denn ich war nicht mehr das Kind. Ich durfte mein eigenes Leben führen, in tiefem Selbstkontakt zunächst all meinen Ängsten und Abhängigkeiten begegnen. So kam ich Schritt für Schritt in mein eigenes Sein und konnte die Liebe und Freiheit erleben, in meinem eigenen Licht zu strahlen und in meiner eigenen Kraft sein. Indem ich zu mir selbst fand, meine erste große Liebe zu meinem göttlichen Sein spürte, wurde auch im

Außen alles angezogen, was ich brauchte. Es kam einfach zu mir. Darin war die ganze Existenz enthalten. Ich brauchte niemanden im Außen, um vollständig, erfüllt, geborgen und ganz zu sein. Sobald ich das realisierte, war ich frei. In dem Augenblick, in dem ich meine innere Freiheit erkannte, fühlte sich die ganze Welt wie befreit an. Alle Menschen in meiner Nähe waren frei und durften genauso sein, wie sie waren. Denn alle Menschen tickten ja entsprechend ihres aktuellen Bewusstseins. Kein Mensch konnte anders sein, als er oder sie war. Und ich hatte die Kraft, bei mir zu bleiben. Ich verlor mich auch nicht mehr in der Begegnung mit anderen. Das war eine Entscheidung, die ich bewusst traf. Mit dieser Geisteshaltung ging ich ins neue Jahr.

UNFREIHEIT UND TOD

Osterseminar, März 2021

Anfang Januar 2021 erlebte ich in einer geführten Meditation zu Hause eine Reise zurück in den Mutterleib. Vieles über die Situation meiner Mutter wurde plötzlich intuitiv klarer und ich verstand, dass eine meiner ersten Lebenserfahrungen war: Sexualität ist bedrohlich – sie führt zu einer Gefangenschaft, aus dem nur der Tod befreien kann. Denn das hatte meine Mutter erlebt. Sie war traumatisiert durch eine unverarbeitete Totgeburt ein Jahr nach der Geburt meines sechs Jahre älteren Bruders. Jahre später wurde sie erneut, diesmal ungewollt, mit mir schwanger. Die Schwangerschaft fiel in eine Zeit, in der sie nach langem innerem Ringen endlich bereit war, sich aus ihrer unglücklichen Ehe mit meinem Vater zu lösen, was aber wegen der erneuten Schwangerschaft in der damaligen Zeit unmöglich war. Der von meiner Mutter übernommene Schock, durch ihre Schwangerschaft mit mir in einer unglücklichen Beziehung mit meinem Vater gefangen zu sein, steckte tief in meinen Zellerinnerungen. In meiner späteren Kindheit hatten meine Mutter und ich eine sehr ambivalente und auch von Gewalt geprägte Beziehung. Sie war stolz auf meine überdurchschnittlichen schulischen Leistungen und ich konnte ihre Liebe meistens nur dann spüren, wenn ich etwas »Besonderes« erreicht habe. Getrieben durch meine Sehnsucht, von ihr geliebt zu werden, ordnete ich schon als Grundschülerin die natürlichen Impulse eines Kindes dem schulischen Erfolg unter. Sie opferte sich dann regelmäßig über ihre eigenen Kräfte hinaus für mich auf und verwöhnte mich wortwörtlich. Unzählige Male aber hat sie meine immer wieder hochploppenden Autonomiebedürfnisse und meinen Wunsch, von ihr auch ohne Vorleistungen gesehen und geliebt zu werden, mit Ablehnung, Zorn und auch körperlicher Gewalt beantwortet. Bis heute prägt der von ihr Dutzende Male ausgestoßene Satz: *»Du bist so unersättlich, du hast mich heute wieder einen Tag meines Lebens gekostet«*, mein Lebensgefühl. Eine Gewissheit, auf dieser Welt nicht willkommen zu sein und so, wie ich war, auch nicht in Ordnung zu sein. Als ich 15 Jahre alt war, ist meine Mutter mit 46 Jahren an Darmkrebs gestorben. Ich habe Jahrzehnte gebraucht, mich von der Überzeugung zu befreien, dass ich die Schuld an ihrer Erkrankung und ihrem Tod trage.

Mit dieser Klarheit, die sich durch eine geführte Mediation zu Hause schrittweise einstellte, verstand ich meine eigene Geschichte viel besser. Ich erkannte, wie diese Muster meine eigenen Liebesbeziehungen durchwebten. Vor meiner Ehe hatte ich mehrere fürsorgliche und liebevolle, männliche Muttterersatz-Partner nach nur ein bis zwei Jahren Beziehung mit dem Argument verlassen, meine Lust auf Sexualität sei verschwunden. Von meinem Mann konnte ich mich physisch nicht trennen. Ich war körperlich schwer krank, schon als wir uns kennenlernten. Aber die Intimität mit ihm verweigerte ich tatsächlich schon seit Jahren, genauso, wie das in früheren Beziehungen der Fall gewesen war. Mit Ausnahme während der sehr großen Verliebtheit am Anfang unseres Zusammenseins und in den Phasen, als ich schwanger werden wollte. Die Begründungen waren wechselnd: zu starke Atemnot, unbefriedigende Kommunikation und dadurch fehlende verbale Nähe zwischen uns und zuletzt seine Ablehnung meines spirituellen Weges und Glaubenssystems. Ein halbes Leben lang habe ich mich also gedrückt, mich dem Thema zu stellen, warum für mich die Intimität in meinen Liebesbeziehungen nach einer kurzen Zeit starb. Die Angst war zu groß, dieses Thema anzuschauen und ich hatte weder das Werkzeug noch das Vertrauen, das ich heute habe. Bereits nach wenigen Wochen Bekanntschaft mit meinem Mann habe ich unbewusst gespürt, dass der goldene Käfig der Ehe eine gute Chance sein könnte, mich selbst zu retten. So haben wir auf mein Drängen hin sehr schnell geheiratet. Mein Glaubenssatz, »bis uns der Tod scheidet«, die wiederholten Schocks durch meine gesundheitlichen Dramen und meine Invalidität erleichterten es, ein Gefangensein für mich selbst zu erschaffen, in dem ich quasi gezwungen war, immer mehr bei mir selbst hinzuschauen. Aus heutiger Sicht: zum Glück. Wäre ich physisch in der Lage gewesen, wäre ich möglicherweise auch von meinem Mann weggerannt. Wenn auch auf Krücken und mit Beatmungsgerät am Rücken, hätte ich mich selbst mit meinen unerlösten Themen in die nächste Beziehung mitgenommen. Denn sowohl mein Glaubenssatz über die Sexualität als auch der Aspekt des Gefangenseins waren Muster, die ich von meiner Mutter übernommen hatte.

Vor diesem Hintergrund aber entschied ich mich, im nächsten Seminar in dieses für mich angstvolle Thema, Hingabe in der Sexualität, eintauchen zu wollen. Ob das zu einer Heilung der Beziehung mit meinem Mann führen würde, wusste ich nicht. Es waren in unserem Zusammensein unzählige Verletzungen passiert. Doch für mich war an dieser Stelle der Entschluss klar: Ich würde meine Hausaufgaben für mich machen, wo auch immer uns das hinführen sollte.

Wenn der perfekte Plan nicht aufgeht

Im Osterseminar durfte ich dann wieder die wertvolle Erfahrung machen, dass mein Plan nicht aufging! Meine Persönlichkeit hatte zwar vor mehreren Wochen die Entscheidung getroffen, sich einem bestimmten Thema, der Hingabe in der Sexualität zu widmen, das aber in dem Moment offensichtlich noch nicht dran war. Wieder einmal musste ich einsehen und mich der Tatsache ergeben, dass nicht mein Verstand, sondern das Leben die Fäden in der Hand hält. Ich fühlte bereits zu Beginn des Seminars eine große Intensität in mir, sodass ich kaum auf dem Stuhl sitzen bleiben konnte. Zweifel, Verwirrung, Unsicherheit und gleichzeitig großes Staunen kamen in Wellen. Mein Verstand konnte dieses Erleben nicht einordnen. Denn in den letzten beiden Monaten lief alles so einfach, ich fühlte mich in meiner Mitte, im Lebensfluss und die Ereignisse fügten sich so mühelos, dass meine Persönlichkeit es gar nicht glauben konnte.

Im ersten Anlauf auf dem Herzsitz gab ich zunächst diesem Widerspruch Raum: Bodhi habe mir beim letzten Seminar aufgezeigt, was ich tun solle und was ich loslassen dürfe, und ich hätte es einfach gemacht, fasste ich zusammen. Ich hatte alles ganz leicht umgesetzt. Es waren daraufhin unerwartete Ereignisse geschehen, große Geschenke, die ich für mich selbst nicht besser und schöner hätte planen können. Es lief alles, das Leben schien weiser und schlauer zu sein, als ich. Die Erfahrungen, die ich jetzt machte, fühlten sich gleichzeitig erschütternd und unglaublich heilsam für mich an. Okay, ich nahm all die Geschenke liebend gerne an und bat meinen Verstand, dem einfach einmal zu vertrauen. Doch mein Verstand zweifelte dennoch daran, dass der Lebensfluss so einfach und leicht gehen könnte, und hatte Sorge, dass ich mich irgendwie doch selbst austrickste und das Leben wie Pippi Langstrumpf nahm, nach dem Motto: »Ich mache mir die Welt, wie sie mir gefällt«. Die Entdeckung der Gnade und der unerträglichen Leichtigkeit war für meinen Verstand kaum zu fassen. Am Ende blieb die unterschwellige Angst vor meiner wahren Größe, weil der Verstand weiß, dass er seine Herrschaft dadurch abgeben würde. All das, was bisher ihm gehört hatte, an dem er die Autorenschaft beansprucht und auf diese Weise Trennung kreiert hatte, war nun von einer anderen, wahren Größe übernommen worden. Damit war ja auch jede mentale Kontrolle für meinen Verstand weg: »Nein, nein, das bin ich nicht, das kann ich nicht wirklich fühlen«, war nach wenigen Minuten meine Erkenntnis auf dem Herzsitz. Mein Forscherdrang und meine kompromisslose Bereitschaft, in die Tiefe zu gehen, wollten da genauer hinschauen! Auf Anregung von Bodhi holte ich mir die Botschaft meiner inneren Weisheit durch eine Tarot-Karte. Bei fast allen Seminaren ist das Tarot ein wichtiges Werkzeug, das in widersprüchlichen und unklaren Situationen, wie dieser hier, die Sicht unserer inneren Führung aufzeigt. Die Karten lagen auf dem Boden vor dem Herzsitz ausgebreitet. Ich ging in Verbindung mit mir selbst und zog intuitiv die Karte: 7 Scheiben – Fehlschlag. Die Karte weist auf bewusste oder unbewusste, unüberwindbar erscheinende Hindernisse hin, die jetzt durch tiefe Selbstbegegnung erkannt, gefühlt und angenommen werden können. Die Ängste vor einem Fehlschlag betreffen die materielle Welt, z.B. Beruf, Existenz, Körper oder Gesundheit. Dieser erste Anlauf auf dem Herzsitz entpuppte sich somit als Einstimmung auf darauffolgende, sehr tiefe Prozesse.

Meine Intuition war korrekt. Es waren noch tiefe Ängste da, die nicht übersprungen werden sollten. In meiner Intensität preschte ich manchmal vor, und dabei konnte etwas Tiefliegendes übersprungen werden, das mich dann doch einholte. Meine innere Weisheit sagte: Halte inne, in diesen Tagen sind diese Ängste dran. Es darf nach wie vor alles leicht laufen, aber wir dürfen in der Leichtigkeit nicht oberflächlich werden. Wir sollten immer wieder ganz neu und sehr genau hinschauen. In der Vergangenheit hatte ich mir meine lebensbedrohlichen Katastrophen kreiert, um das einzulösen. Jetzt brauchte ich diese Katastrophen nicht mehr, ich begegnete meinen Themen in freiwilliger Intensität. Ich bat um Führung und Botschaften, dass das, was noch in mir da sei an Trennung, Dunkelheit und Angst, sich in diesen Tagen zeigen möge.

In den folgenden zwei Tagen kamen dann auf dem Herzsitz hintereinander Themen dran, mit denen ich tief in Resonanz ging. Es wurden alte Wunden in mir getriggert. Durch die Herzsitz-Arbeit anderer Teilnehmer durfte ich dem, womit ich in den vergangenen 14 Jahren überwiegend mit meinem analytischen Verstand beschäftigt war, nochmal in der Tiefe meines Herzens begegnen. Es hat heftige Schmerzen in mir ausgelöst, und die Themen kamen aus fast allen Bereichen, wie *nicht gut genug, nicht wertgeschätzt, nicht geliebt, nicht erwünscht zu sein,* bis hin zur Kernverletzung, *nicht existieren zu dürfen*. Meine bereits als abgehakt und erledigt gewähnten Verletzungen zeigten sich in großer Intensität wieder, und ich spürte mein verletztes inneres Kind mit seiner Wehmut auf meinem Arm. Während ich es tröstete, stellte sich die Klarheit in mir ein, dass meine »inneren Projekte«, wie *Mutterbindung lösen, Perfektionismus überwinden oder Lieben lernen*, etwas länger dauernde Prozesse werden könnten. Ich ahnte, dass diese Wunden nie vollständig geheilt werden können, sich vielleicht nur der Umgang mit und die Haltung zu den Wunden verändern würde. In dem Moment, als ich diese Restriktionen vollständig annehmen konnte, stellte sich ein tiefes Mitgefühl für mich selbst ein. Es war sehr heilsam für mich, ich badete förmlich in der Intensität dieser Klarheit, und war irgendwann völlig erschöpft.

In derselben Nacht sah ich, wie durch einen schnellen Blitz erhellt, das Bild kurz aufleuchten, dass ich die vergangenen Jahre meine Familie, insbesondere meinen Mann, als Projektionsfläche für meine inneren Themen genutzt hatte. Ich wurde von einer riesigen Ladung Schuld und Scham überwältigt. Mein Körper zitterte und schwitzte, ich brach in Tränen aus. Gleichzeitig hörte ich die Stimme meiner Seele: Gib der Intensität Raum und tue nichts damit. Lasse dich sinken, lasse dich hineinfallen, atme und fühle, erlaube der Intensität, dich zu überwältigen. Nach wenigen Minuten stellte sich ein Raum der Stille mit Erleichterung und Frieden ein. Mein Mann ist immer noch bei mir, er ist all die Jahre nicht von mir weggelaufen, stellte ich fest. Was für ein Wunder! Unsere große Liebe zu unserer Tochter und das Wissen darüber, was eine Trennung für sie bedeuten würde, hatte uns zusammengehalten. Was das aber gleichzeitig auch für eine Last für sie gewesen war, wurde mir erst jetzt klar. Ich war dankbar und froh, durch meine innere Arbeit gerade noch rechtzeitig die Kurve gekriegt zu haben und spürte erstmals die Möglichkeit für die Heilung für uns als Liebespaar. In den vergangenen Monaten waren mein Mann und ich wie Freunde geworden, gebunden durch unsere Tochter und die zahlreichen bewältigten Lebenskrisen. Wie es aber geht, auch Frau an der Seite meines Mannes zu sein und in ihm nicht nur meinen Weggefährten und den Vater unserer Tochter zu sehen, sondern auch meinen Liebhaber, wusste ich nicht. Bei dieser Frage kam mir in den Sinn, wie ich meinem Mann regelmäßig vorwarf, er könne mir nicht vergeben und dass er immer noch sauer auf mich sei, dass ich vor 12 Jahren ..., vor 10 Jahren ..., vor 8 Jahren ... dieses und jenes getan habe. In diesem Augenblick zeigte sich wieder dieses heilsame Mitgefühl für mich selbst, das ich am Tag davor schon erleben durfte. Und aus diesem

Erleben heraus tauchte ganz plötzlich die Einsicht auf, dass ich mir selbst noch nicht dafür vergeben konnte, wie ich mich in den vergangenen Jahren verhalten hatte. Ich fühlte lange die intensive Vergebung für mich selbst und schlief tief und fest ein.

Am Nachmittag des folgenden Tages führte Bodhi mit der ganzen Gruppe ein Lichtritual durch. Ich begegnete im Prozess völlig unerwartet meinen weiblichen Ahnen von Mutter bis Urgroßeltern auf beiden Seiten. In den Bildern zeigte sich, dass sie sich alle in ihren Ehen der Sexualität mit ihren Männern letztlich verweigerten und dieses Thema zu ihren Lebzeiten nicht transformieren konnten. Ich war in dieser Energie gezeugt worden, was bedeutete, dass jede meiner Körperzellen diese tiefe Verletzung in sich trug. Seit Generationen hatte das Thema nicht freudvoll und in abhängiger Liebe gelebter Weiblichkeit und Sexualität zu Leid in unserer Familie geführt. Ich konnte das fühlen und war unendlich dankbar, dass ich das nun durch Selbstbegegnung in die Befreiung brachte. Das war ein großes Wunder und meine ganze Existenz jubelte. Ich fühlte seit vielen Jahren zum ersten Mal wieder den Wunsch in mir, meinem Mann als Mann zu begegnen und konnte mein Glück nicht fassen, dass mir die Gnade geschah, dieses Thema zu erlösen.

Erleichterung breitete sich in mir aus, weil ich nun klar erkennen konnte, dass auch der Wettkampf der Weiterentwicklung zu Ende war. Ich musste nichts mehr »tun«, um endlich etwas zu fühlen oder etwas »beschleunigen«, um eine Verletzung zu heilen. Jedes »Wollen« war fehl am Platz, denn alles würde sich genau dann zeigen, wenn die Zeit dafür reif war. Das Gras wächst nicht schneller, wenn man daran zieht. Die innere Arbeit darf genau dann geschehen, wenn eine Herausforderung im Außen als problematisch erlebt wird. Durch die Umkehr meines Fokus von außen nach innen tauchten genau die alten, in meinen Zellen gespeicherten Emotionen auf, die gerade bereit waren, losgelassen zu werden. Meine immer größer werdende Bereitschaft, ihnen zu begegnen, reichte völlig aus. Diese Einsicht fand ich zuerst skurril. Noch mehr Leichtigkeit? Das war fast unerträglich! Ich musste auf einmal aus ganzem Herzen lachen, weil ich beobachten konnte, wie mein Verstand auf der Stelle begann, sich mit dem nächsten Problem zu beschäftigen. Als es mir gelungen war, auf die Suche zu verzichten, stellte sich die folgende Frage ein: Was mache ich mit den Unmengen an Zeit, die mir nun zur Verfügung stehen werden?

MOTIVATION AUS DER WUNDE

Teacher-Training, Mai 2021

Natürlich arbeiten! Das war mein erster reflexartiger Impuls. So vergingen die wenigen Wochen zwischen Ostern und Pfingsten. Es war nicht zu übersehen, dass meine freigesetzte Lebensenergie fast vollständig freudvoll und fokussiert in meine Arbeit floss. Innerlich motiviert, lustvoll und beharrlich setzte ich die Arbeit an meiner neuen Praxis fort, die ich vor einem halben Jahr begonnen hatte. Nichts konnte mich ablenken oder verunsichern, obwohl meine sonst so bestechende Klarheit in Bezug auf die genaue Ausrichtung meiner Tätigkeit sich noch nicht eingestellt hatte. Die Verbindung der vielfältigen Methoden und zahlreichen Werkzeuge, die ich im Rahmen meines eigenen Heilungsprozesses in den vergangenen 10 Jahren selbst erfahren und gelernt habe, wirkte chaotisch auf meinen Verstand. Es gab keine logisch nachvollziehbare Struktur. Inspiriert vom Herzsitz einer Teilnehmerin bekam ich diesen Satz geschenkt: »*Die Kraft meiner Seele bringt durch meine ICH-BIN-Präsenz Liebe in die Welt*«.

Ich hätte vor Freude platzen können, so stimmig fühlte sich dieser Satz für mich an. Auf der Stelle wurde mit klar: Meine

Bestimmung ist, Menschen zu begleiten, damit auch sie ihre eigene ICH-BIN-Präsenz erkennen, erleben, lieben lernen sowie sie zum Ausdruck bringen können. Große Freude, Erleichterung und Entspannung stellten sich ein: Plötzlich bekamen all die Werkzeuge, die ich mir in den vergangenen Jahren angeeignet hatte, einen festen Platz in meinem Werkzeugkoffer. Sie wurden einfach nur zum Mittel, die einem höheren Zweck dienten. Ich war auf einmal weder Human Design-Analytikerin noch alternative Ärztin oder Kinesiologin, Transformationscoach oder sonst irgendeine Maske, sondern einfach die Csilla, die sich aus der Präsenz heraus völlig intuitiv aus ihrem gut ausgestatteten Werkzeugkoffer frei bedienen konnte, je nachdem, wo das Gegenüber im jeweiligen Jetzt abgeholt werden und wie tief es einsteigen wollte. Alle meine Werkzeuge dienten der Erweiterung des Bewusstseins, dem Schaffen von Bewusstheit. Auf diese Weise wurden Selbstheilungsprozesse in Gang gesetzt. »Heile Dich Selbst«, kamen mir die Worte als authentische Bezeichnung für meine Praxis. Ich freute mich schon, nach Hause zu fahren, um meine »richtige« Arbeit aufnehmen zu können.

Wenn die Masken fallen

Ich konnte auf dem Herzsitz sehr klar den Unterschied zu meiner früheren Arbeit spüren. Von außen betrachtet war dieser Unterschied nur für ein geschultes Auge wahrnehmbar, denn die fokussierte Power, die Begeisterung und Leidenschaft blieb unverändert, doch die Quelle der Intensität und der Motivation war eine andere. Früher war die Quelle meine Persönlichkeit im Bewusstsein der Trennung, mein *Nicht-Selbst* gewesen. Es musste sich andauernd mit Bestleistung beweisen, dass es für alle Fragen und Probleme auch Antworten und Konzepte fand, weil es scheinbar nur so Wertschätzung und Bestätigung erfahren konnte. Heute ist die Quelle meiner Motivation immer deutlicher mein *Sein*, meine ICH-BIN-Präsenz. Ich konnte die größere Anstrengung und erforderliche Energie für meine damalige, fundamental unterschiedliche Motivation innerlich gut spüren und war fassungslos darüber, dass ich schon als Kind, so hart und erbarmungslos mir selbst gegenüber gewesen war. Ich hatte aus einem Mangelbewusstsein heraus agiert und musste um jeden Preis in allen Bereichen meines Lebens Höchstleistung erbringen. Motiviert aus meiner Ur-Wunde, wollte ich auf diese Weise Wertschätzung, Zugehörigkeit, Anerkennung, Gesehenwerden und Liebe bekommen. Im Außen war aber die Erfüllung dieser Bedürfnisse unersättlich und genauso unersättlich war mein Drang nach noch mehr Erfolg und Leistung. Ich spürte so intensiv und deutlich wie nie zuvor meine alte und auch heute immer wieder mal präsente begrenzte Ich-Identität, die geglaubt hatte, das ganze Leben selbst steuern und lenken zu müssen. Die mentale Kontrolle zu verlieren, hatte immer vernichtende Angst in mir ausgelöst. Deshalb musste ich diese Kontrolle viele Jahrzehnte lang durch Leistung, Erfolg und Perfektionsstreben aufrechterhalten. Selbst durch den Zwangsausstieg meines Körpers aus dieser mühselig-zermürbenden Anstrengung im Jahr 2007 hat sich diese angstvolle, kontrollbedürftige und kränkbare Ich-Identität nicht wirklich erschüttern lassen. Nach einigen Jahren Opfersein und trotz 2 Jahren Psychotherapie setzte ich mein altes Muster im Projekt »gesund werden wollen« mit der gewohnten Intensität fort. Denn unter meiner Welt, die auf dieser Ich-Identität aufgebaut war, lag Panik – die tiefe Angst vor radikaler Vernichtung, vor einem radikalen Vernichtet-Werden, was mir noch schrecklicher erschien als das Zurücklassen des Körpers. Ich war eher bereit, meinen Körper zu Tode zu quälen, als diese radikale Vernichtung zu erleben. Das Agieren aus den bekannten Mustern erschien mir einfacher, als mich diesem (scheinbaren) Ausgelöscht-Werden zu öffnen. Ich wusste ja nicht, dass das, was dabei ausgelöscht werden und sterben würde, nur meine alte

Ich-Identität war, mein Nicht-Selbst sowie meine Sicht der äußeren Welt – eine Angst, die auf dieser Sichtweise aufgebaut war!

Wirken aus dem SEIN heraus

Und dann geschah wieder ein Moment der Gnade. Es wurde mir auf einmal klar, dass es sich bei den meisten Überzeugungen meinerseits um eine Illusion handelte. Somit war es theoretisch egal, ob meine illusorische Welt krachend zusammenbrach oder sich einfach still auflöste. Ich fühlte die Bereitschaft in mir zur völligen Hingabe, dazu, mich zu öffnen und der Welt meine ICH-BIN-Präsenz zu schenken, ohne Wenn und Aber, ohne persönliche Bedingungen. Was für eine Befreiung! Was für ein tiefes und bedingungsfreies Vertrauen! Ich fühlte mich in Frieden mit all meinen Schicksalsschlägen – ich war inzwischen sogar froh, dass das Leben mir durch die Vollbremsung mit 33 Jahren die Chance für eine 180°-Wende geboten hatte. Es war so, als ob das persönliche Wollen, mit dem universellen Wollen verschmolz. Ich erlebte Eins-Sein. Das war der Anfang eines neuen Lebens, immer mehr mit den Potenzialen, was wirklich gerade möglich war. Im Grunde genommen begann nun das wahre Leben, wonach ich mich immer gesehnt hatte.

Während der Seminartage reiften diese Erkenntnisse in mir im Stillen, bis ich an einem Tag den Wunsch verspürte, sie auf dem Herzsitz zu teilen. Dort bekam ich von Bodhi einen weiteren, äußerst wertvollen Impuls für meine Arbeit. Er erklärte mir, dass aus der Perspektive des Selbst meine neue Ausrichtung eine große, grenzenlose, tiefe Wirklichkeit ist. Wenn das geäußert, und ein Mensch aus der Perspektive der Persönlichkeit darauf schaut, wie zum Beispiel (noch) mein Mann, dann erscheint es wie eine Ego-Inflation, wie ein Größenwahn. Deshalb sollte ich eine innere Weisheit entwickeln, um zu erkennen, wo der Raum ist, um diese Erfahrungen teilen zu können. Wir dürfen lernen zu erkennen, wo das, was gesagt wird – selbst wenn das unsere tiefste Wahrheit ist – im Außen wie eine Illusion, wie eine Anmaßung erscheint. Wir können darum bitten, dass wir solche Fettnäpfchen spüren und dann in diesen Momenten einfach nur still sind. Dann aber, wenn wir eingeladen sind, wenn wir die Offenheit spüren, sollten wir uns nicht zurückhalten.

Dieser Prozess hat meine Haltung zu meinem Beruf wesentlich verändert. Ich betrachte meine heutige Arbeit als meine Lebensaufgabe und sehe sie nicht nur als Teil meines eigenen Heilungsprozesses, sondern auch als meine Mitwirkung für die kollektive Bewusstseinserweiterung. Sie soll insbesondere ein Aufruf für die Zusammenarbeit zwischen Schulmedizin, alternativmedizinischen und spirituellen Heilverfahren und Ansätzen sein. Denn die naturwissenschaftliche Medizin hat wirklich großartige Erfolge bei vielen Krankheiten und mildert Symptome im Körper – aber Heilung geschieht oft und manchmal eben nur auf einer anderen Ebene.

Jetzt galt es erstmal still und fokussiert weiter meinen eigenen Weg zu gehen: meine Praxis in innerer Stimmigkeit weiter aufzubauen, meine Hausaufgaben zu erledigen und zu warten, bis die Gelegenheiten kämen, auf die ich mit meiner vollen Lebenskraft reagieren könnte. Alles, was sein sollte, würde zu rechten Zeit vom Leben selbst präsentiert werden. Und so war es …

MITGEFÜHL UND UNSCHULD

Essenz-Training, Juli 2021

Meine inneren Entwicklungsschritte im Teacher-Training hatten sich über Nacht im Außen gezeigt: Ich war dem klaren Ruf gefolgt und hatte – mit regelmäßiger Unterbrechung für Tennis,

Yoga und Physiotherapie – im Dauerflow an meinem Schreibtisch gesessen. Es war gerade einmal kein Corona-Lockdown, sodass meine Tochter in der Schule war, was mir Raum für meine Arbeit verschaffte. Meinen Beitrag für die häuslichen Verpflichtungen hatte ich auf ein Minimum reduziert, die Wartezeiten für meine Human Design-Analysen um einige Wochen verschoben und all meine Datenbanken umgeschrieben, um meine Analysen mit der ganzheitlichen Perspektive, die mir im Teacher-Training geschenkt wurde, neu gestalten zu können. In einem neuen Flyer konnte ich für mich sehr stimmig vermitteln, in welcher Form und mit welchen Werkzeugen ich mich selbst der Welt schenken wollte. Meine Praxis nahm von Woche zu Woche immer deutlicher Form und Gestalt an. Langsam spürte ich, dass meine hobbymäßige Nebentätigkeit als berufsunfähige ganzheitliche Ärztin früher oder später in einer echten Selbstständigkeit aufgehen würde. »Nichts planen, bitte«, bat ich meinen Verstand, der sofort mit diversen perfekt ausgeklügelten Konzepten auf der Matte stand. »Du kennst diesen Prozess inzwischen gut genug. Wir lassen es fließen und schauen, was geschehen möchte.«

Anscheinend aktivierte die Situation des Abtauchens in meinem Büro bei meinem Mann unangenehme Erinnerungen. Es mündete in einer ähnlichen Dynamik, wie bereits vor vielen Jahren. Auf sanfte Unterbrechungen um Mitternacht etwa im Wortlaut, *»Komm mein Schatz, lass uns ein Glas Wein trinken und ins Bett gehen*«, konnte ich nicht eingehen und habe sie höchstens mit dem Satz kommentiert: »*Lass mich in Ruhe, ich bin im Flow.*« Auf die Idee, dass er sich Sorgen um mich machen, dass er nicht schon wieder tagelang neben meinem Bett auf einer Intensivstation hausen und sich um alles selbst kümmern wollen könnte, weil ich einen Totalausfall hatte, kam ich nicht. Konsequenterweise war es nicht zu vermeiden, dass es irgendwann zu einer zwischenmenschlichen Explosion kam, mit der wir beide nicht wirklich gut umgehen konnten. Kurz vor dem Essenz-Training war es dann soweit. Der Auslöser war eine Banalität, wie das so häufig der Fall ist. Während der Lieferdienst das Mittagessen durch die Tür reichte, lief der Hund davon. Während ich im vollen Vertrauen war, dass Krümel nach ein paar Runden im Dorf von allein nach Hause kommen würde und mein Essen in aller Seelenruhe verspeiste, lief mein Mann in Sorge dem Hund hinterher – meine Haltung erlebte er als unerträglich, verantwortungslos und egozentrisch. Er habe sich um den Hund gesorgt, sich gekümmert und dafür seine Mittagspause geopfert, während ich mich nur um mich selbst kümmere, ein Verhalten, von dem er die Nase voll habe. Er sprach anschließend mehrere Tage lang nicht mit mir, war kalt, abweisend und vorwurfsvoll. Ich war äußerlich ruhig, vielleicht sogar etwas abgehoben, aber innerlich habe ich unter dieser Distanz sehr gelitten. Meine Klärungsversuche gingen völlig in die Hose. So kam ich in einem körperlich sehr schlechten Zustand, zwar ohne COVID-19, dennoch mit starkem Husten und Atemnot im nächsten Essenz-Training an. Andere Teilnehmer wollten mich aus Angst und Sorge ins Krankenhaus einliefern lassen. Ich kannte diesen Zustand allerdings inzwischen und wusste genau, was los war: Irgendetwas, dem ich nicht bereitwillig begegnete, wollte gefühlt werden und mein Körper zeigte mir das auf diese Weise.

Horizontale und vertikale Ausrichtung

Bei meinem ersten Herzsitz im Essenz-Training, der aus der Not heraus ungeplant, ohne ein Konzept zustande kam, war ich wieder der Erstickung nahe. Wie gut kannte ich dieses Gefühl! Acht Jahre lang hatte ich damit Tag und Nacht verbracht. Ich konnte mich gut daran erinnern, als ich etwa vor 10 Jahren abends im Bett lag und zu meinem Mann sagte, »*Du, ich kann nicht mehr, die Atmung ist so anstrengend, ich möchte einfach nur mal nicht mehr atmen müssen.*« Ich praktizierte auf dem Herzstuhl neben

Bodhi meine Übungen zur herzfokussierten Atmung und Bodhi rief, wie ich später erfuhr, still das Christus-Bewusstsein an, mich und die Situation zu übernehmen. Allmählich wurde es leichter in mir und nach paar Minuten Stille sagte ich, dass die Atemwege jetzt wieder frei seien. Ich konnte beginnen, von der ungeheuerlichen Ungerechtigkeit zu erzählen, die mir in den vergangenen zwei Wochen durch meinen Mann zuteil geworden war.

Zunächst teilte ich meine neueste und für mich völlig überraschende Erkenntnis mit, dass selbst dann, wenn ich aus meinem Sein heraus im Flow arbeite, mein Körper in einer irdischen Realität bliebe und er trotzdem Zeichen von Überarbeitung und Erschöpfung zeigen könne. Bodhi meinte, ich müsse noch einmal und noch tiefer begreifen, dass meine Persönlichkeit sich immer wieder absichere, ob das gewünschte Resultat auch »gemacht« würde. Was ich erneut und immer wieder zu erfahren hätte, sei, dass der ganze Einsatz meiner Persönlichkeit nur sehr begrenzte Resultate mit sich bringe. Anstatt mich mit etwas abzumühen und mich über meine Kräfte hinaus anzustrengen, solle ich meine göttliche Kraft anrufen, etwa mit: »Geliebte göttliche Liebe und Kraft in mir und in allem, übernimm du diese Situation und zeige mir den nächsten Schritt«. Wieder erfuhr ich, dass wir diese Ebene in uns anrufen und einladen können. In dem Augenblick tritt die sich bemühende Persönlichkeit zur Seite. Damit war ich in Frieden.

Womit ich nicht in Frieden war, war die Tatsache, dass Bodhi der Meinung war, dass ich meinen Mann genauso wenig erkennen und sehen würde, wie ich annahm, dass er mich nicht erkenne und sehe. Bodhi berichtete, beim Einfühlen in unsere Auseinandersetzungen wahrnehmen zu können, dass mein Mann sich gegen etwas wehre, sich vor etwas schütze, weil er etwas in meinem Verhalten als unstimmig erlebe. Er würde das auf seine eigene Weise durch Druck und Vorwürfe tun und dabei etwas in mir berühren, was tatsächlich noch unstimmig sei. Dieses Etwas sei meine gewohnheitsmäßig horizontale Ausrichtung, zuerst beim Anderen zu schauen. Bodhis Impuls für mich war, aus dieser horizontalen Ausrichtung eine vertikale zu machen und meinen Fokus auch in Auseinandersetzungen vertikal bleiben zu lassen. Die vertikale Verbindung sei ein Aspekt von Selbstkontakt und ich solle nicht andere Menschen interpretieren, solange ich noch nicht ganz bei mir, in meinem Frieden sei. »Es scheint so«, sagte Bodhi, »dass deine alten Muster dich nicht in Frieden sein lassen und noch ziemlich aufgeladen und hartnäckig am Wirken sind. Wahrscheinlich wehrt sich dein Mann nur dagegen«, war die Einschätzung. Bodhi war der Meinung, dass ich mich immer noch zu sehr überanstrenge und überfordere. Ich würde zum Teil aus einem alten, noch nicht vollständig befreiten Muster meiner Persönlichkeit agieren. Ich würde es mit meinen powervollen Motoren und Begeisterung immer wieder so weit treiben, dass ich mich in dieser Anstrengung und im Tun verlor. Als er mir dann auch noch erklärte, welchen Liebesdienst mein Mann mir erweisen würde, indem er mir meine tiefsten Wunden aufzeige, war ich enttäuscht bis wütend. Das war im ersten Moment ein etwas zu harter Tobak für mich, ähnlich wie damals auf Sass da Grüm. In diesem Zustand war ich zutiefst dankbar für die Übung, die Bodhi uns für den nächsten Morgen vorschlug. Wir sollten uns gegenseitig essenziell begleiten. Ich schnappte mir einen der erfahrensten Teilnehmer, mit dem ich mich auch sonst freundschaftlich verbunden fühlte. Ich wusste, dass bei ihm mein Drama genügend Raum bekommen würde und das entspannte mich.

Eine weitere Runde Mitgefühl

Am Morgen des nächsten Tages war ich immer noch fassungslos über mein Erleben, dass die große Ungerechtigkeit, die ich zu Hause tagtäglich in Form von Kritik und Abwertung von meinem

Mann in Bezug auf meine neue Arbeit und spirituelle Entwicklung erfuhr, von Bodhi nicht ausreichend gewürdigt wurden.

Mein Begleiter hat mich meinen Schmerz erzählen lassen und mich dann einfühlsam in den Selbstkontakt geführt: »*Verbinde dich mit deinem Atem. Spürst du, wie du mit deinem Atem verbunden bist?*«

Csilla: *Nein, gar nicht, ich habe Atemnot und bekomme kaum Luft in meine Lunge rein.*

Begleiter: *Spüre die Enge in deiner Kehle, darf sie da sein?*

Csilla: *Ja, und es wird jetzt auch etwas leichter.*

Begleiter: *Verbinde dich mit deinem Körper. Kannst du die Präsenz in deinem Körper spüren?*

Csilla: *Ich bin gerade in meinen Gedanken. Ich probiere erst wieder mich auf meine Atmung zu konzentrieren ... Ja, jetzt fließt die Luft besser und ich kann auch meinen Körper spüren.*

Begleiter: *Gut. Spüre deine Füße – den Kontakt zur Erde, verbinde dich mit dem Raum der Tiefe unter dir. Spüre, wie die Erde dich trägt. Die Erde ist immer da.*

Csilla: *Ja, ich kann den Kontakt zur Erde gut spüren.*

Begleiter: *Öffne dich dann für den grenzenlosen Raum über dir. Spürst du die Leichtigkeit und das Licht des Raums? Atme die Leichtigkeit und das Licht des Himmels mit der Einatmung ein, durch das Herz, dann gib es mit der Ausatmung über die Füße an die Erde weiter.*

Begleiter: *Kannst du den grenzenlosen Raum um dich herum wahrnehmen?*

In diesem Moment stellten sich ein abgrundtiefes Bedauern und Mitgefühl für mich selbst ein. Ich konnte mich wieder als Kind, Jugendliche und junge Erwachsene wahrnehmen, die sich in allen Bereichen ihres Lebens, sei es Schule, Sport oder Arbeit, bis in die Nacht hinein abrackert, überall Höchstleistungen erbringt und hofft, dadurch Liebe und Wertschätzung zu erfahren. Meine Tränen begannen zu fließen, ich dachte, mein Herz zerspringe gleich – als wäre ein sehr lieb gewonnener Mensch plötzlich gestorben. Hilflosigkeit und Verzweiflung breiteten sich in meinem Körper aus. Der Schmerz überwältigte mich völlig, sodass ich fast ohnmächtig wurde. Ich spürte keinen Widerstand, ich hatte keine Kraft für Widerstand, gab mich diesem Erleben widerstandslos hin. In dem Moment war jeder Druck weg und ich wusste, ich habe Zeit. Ich muss mich nirgendwohin beeilen, ich habe Zeit. Die göttliche Mutter schenkt mir Zeit. Ich muss nichts tun. Ich darf alles tun, aber ich muss nichts tun. In dem Moment geschah ein Wunder. Auf einmal spürte ich sehr intensiv (wie noch nie) die Angst und Sorge meines Mannes um mich. Gleichzeitig konnte ich seine Hilflosigkeit und Ohnmacht hinter seinen verbalen Attacken wahrnehmen. Blitzartig wurde mir klar, dass er nicht anders konnte, als mich anzubrüllen, weil ich all seine fürsorglichen und sanften Hinweise sofort abschmetterte und genauso weitermachte wie bisher. In dem Moment, als ich gedanklich meine übliche Abwehr unterließ und seine Abwertungen aus der neu gewonnenen Perspektive sehen konnte, konnte ich so stark und rein seine Liebe zu mir fühlen, wie in unseren gemeinsamen fast 14 Jahren nur selten davor. Ich fühlte auch seine Angst, mich zu verlieren sowie seine Hilflosigkeit, weil er auf mich keinen Einfluss hatte. In mir breitete sich ein abgrundtiefes Mitgefühl aus. Es war unbeschreiblich. Mich durchdrang eine Leichtigkeit, gepaart mit Entspannung in meiner Kehle. Ich konnte frei atmen, fühlte mein Herz ruhig schlagen und es stellte sich innerlich eine für mich himmlische Ruhe ein. Große Freude und Erleichterung durchfluteten mich am Ende der Übung und das Erlebte verankerte sich tief in meinem Gedächtnis.

Liebe in Verkleidung

Neben dem Mitgefühl für mich selbst und auch für meinen Mann, verstand ich tiefer die Struktur oder die Charakteristiken unserer gegenseitig abhängigen Verbindung. Ich ging vor 14 Jahren mit meinem verletzten inneren Kind die Liebesbeziehung mit meinem Mann ein, aus der dann eine Abhängigkeit entstanden ist. Diese Vergangenheit hatte mich aus dem Unbewussten heraus übernommen. Ich musste erkennen, dass all unsere Konflikte eigentlich großartige Chancen waren, meine alten Themen zu erkennen und sie aufzulösen. Ich hatte öfter gedacht, dass ich es nicht mehr aushalte mit ihm und ihn lieber verlassen sollte. Ich war in diesen Situationen wie ohnmächtig, fühlte eine tiefe Verzweiflung in mir, war aber nicht wirklich bereit, mich darin gewissermaßen zu »ertränken«, die Gefühle vollständig zuzulassen. Viel einfacher erschien mir die Möglichkeit einer Trennung. Mein Verstand wusste – das hatte er in Psychotherapie und Selbsterfahrung gelernt – dass ich mich und meine alten Muster auch in eine nächste Beziehung mitnehmen würde. Eine Trennung und anschließend eine neue Begegnung im alten Schuh würden keine Heilung meiner alten Wunden schaffen, sondern nur eine erneute Re-Inszenierung der Geschichte meiner Kindheit, vielleicht sogar eine Re-Traumatisierung. Das hatte ich bei anderen Paaren schon so oft beobachtet. Zwar wäre so eine Entwicklung eine erneute Chance zur Freiwerdung und Heilung, sofern ich die Bereitschaft und den Mut aufbringen könnte, mich meinen alten verdrängten negativen Gefühlen zu öffnen, aber diese Chance habe ich doch auch in meiner Ehe – das fühlte ich tief in meinem Herzen. Weglaufen und all die Suche im Außen wäre die Flucht vor der Selbstbegegnung und vergeblich gewesen, weil sie innerlich und konsequenterweise auch äußerlich Trennung erzeugte. Wenn ich mich bewusst oder unbewusst von den Aspekten in mir abtrennte, die ich nicht erleben konnte oder wollte, zeigte sich diese Trennung zwangsweise im Spiegel im Außen. Also blieb ich. Mit einem Kraftakt. Es war sehr anstrengend. Aber etwas in mir wusste, dass dies für mich aktuell der einzige Weg zur Befreiung war. Es war die Wahrheit, dass mein Mann mir mit seinem unerträglichen Spiegel in Form von ständigen Vorwürfen und Abwertungen tatsächlich einen unschätzbaren Liebesdienst erwies, auch wenn ich ihn manchmal dafür hasste.

Essenzielle Unschuld

Natürlich waren seine Vorwürfe weder inhaltslos noch ohne Grund. Abgesehen davon, dass ich ihm mit meinem Verhalten genauso einen Liebesdienst erwies (und das bis heute noch tue), war ich manchmal wirklich unerträglich und unmöglich. Die Einsicht mit meinem heutigen Bewusstsein, aus dem heraus ich vieles anders machen würde als damals, eröffnete mir den Raum für eine neue Erfahrung. Am 14. Jahrestag meiner Schilddrüsen-OP, durch die ich über Nacht aus meinem damaligen Leben gerissen wurde, saß ich wieder auf dem Herzsitz neben Bodhi. Ich überprüfte, ob das Aufnahmegerät eingeschaltet war, und fing an zu erzählen. Ich spürte die innere Notwendigkeit, das Geschehene in Worte zu fassen, es ins Feld zu bringen und zu dokumentieren. Beim Eintauchen in das Erlebte am Tag davor fühlte ich eine unermessliche Dankbarkeit für all die Geschenke, die ich erleben durfte. Kurz darauf breitete sich eine unglaublich schmerzhafte und demütige Stille in mir aus. Es war der Schmerz der Reue. Ich atmete langsam und tief in diesen Schmerz hinein.

Ich konnte danach sehen, dass es allen Menschen auf diesem Planeten genauso ging wie mir. Jeder Einzelne glaubte, aufgrund seines aktuellen Bewusstseinszustandes genau das Richtige und Beste zu tun. Ich konnte dieses göttliche Liebesspiel in unserer Maya beobachten.

Das Gebet von Jesus klang in meinen Ohren: »Vater, vergib ihnen, sie wissen nicht, was sie tun.«

Ich hörte mich innerlich sprechen: Ich habe noch nie einen Fehler gemacht. Ich habe noch nie eine falsche Entscheidung getroffen. Ich habe immer meinem aktuellen Bewusstseinszustand entsprechend eine Wahl getroffen und ich mache lediglich die Erfahrung damit und trage die Konsequenzen daraus. Ich konnte fühlen, dass es nicht genügte, wenn der Verstand das begriff. Es brauchte die Annahme all meiner Erfahrungen, damit diese Einsicht ihre transformierende Kraft entfalten konnte.

Als ich in diesen Raum hineingesunken war, erkannte ich, dass jeder Mensch genauso tickt, wie es seinem aktuellen Bewusstseinszustand entspricht. Kein Mensch kann sich außerhalb seines aktuellen Bewusstseins verhalten. Es geht nicht. Plötzlich fühlte ich mich leicht und jedes Schuldgefühl in mir schmolz dahin. Auch die Beschuldigungen und Verurteilungen von Menschen in meinem Umfeld lösten sich in mir auf. Ich konnte in diesem Raum die tiefe Unschuld der Menschen erkennen – jenseits von Gesetz und Moral. Jeder Mensch macht seine Erfahrung auf der Ebene, auf der er sich gerade befindet. Von hier aus betrachtet ist jeder Mensch völlig unschuldig. Es gibt keine Instanz in diesem Universum, die einen Menschen für menschliche Erfahrungen verurteilen würde. Wie kann etwas »falsch« sein, wenn ein Mensch kein echtes Bewusstsein darüber hat, was er tut? Für den bewertenden, konditionierten, beurteilenden Verstand ist das nicht zu begreifen. Punkt. Denn natürlich müssen wir auf der Ebene des Verstandes persönliche, menschliche moralische Entscheidungen treffen. Doch auf der Ebene der Essenz gibt es in dem Sinne keine »Schuld«. Analog wie es manchmal notwendig ist, sich von einem Menschen zu trennen, obwohl auf Seelenebene eine tiefe Liebe in Verbundenheit bestehen bleibt. Dankbar und demütig verneigte ich mich innerlich vor meiner inneren Weisheit, vor meiner Seele.

Ich durfte auf dem Herzsitz noch einmal die aufrichtige Liebe meines Mannes hinter der Verkleidung ganz intensiv spüren, wie bei der Übung am Morgen. Ich war von einer anderen Wirklichkeit übernommen worden, von einer vollkommen göttlichen und liebevollen, großen Kraft. All das Leid und die Qualen der vergangenen Jahre konnte ich aus einer völlig anderen Perspektive betrachten. Ich konnte sehen, wie ich das unerwünschte Verhalten meines Mannes mir gegenüber aus meinem eigenen unbewussten Inneren heraus kreiert hatte. Ich konnte sogar sehen, wie mühsam und anstrengend es auch für meinen Mann war, mir den Spiegel auf diese Weise immer wieder vorzuhalten. Viel lieber hätte er in Frieden und Freude zusammen mit mir musiziert, einen Film angeschaut oder einen guten Wein getrunken. Mein Verstand konstatierte die Reproduzierbarkeit dieser Erfahrung und gab jeden Widerstand dagegen auf. Er verzichtete sogar auf die üblichen wissenschaftlichen Ansätze für eine weitere Verifizierung. Herrlich, wenn der Verstand nach- und irgendwann Ruhe gibt!

Es hat keine fünf Minuten gedauert, bis ich diese Erfahrung integrieren konnte. In meinem Geist habe ich meine neue Haltung meinem Mann gegenüber bis ins kleinste Detail visualisiert. Ich habe mich geliebt, geborgen und getragen gefühlt und bin im vollen Vertrauen und in der Zuversicht nach Hause gefahren: Jetzt ist wirklich alles gut. Kein Streit mehr, der Kampf ist endgültig vorbei. Hingabe und Liebe sollen mein neues Leben prägen, in dem ich immer alles bekomme, was ich brauche und was mir und dem Ganzen dient, weil es sich in göttlicher Führung entfaltet.

ZUM WOHLE ALLER

Maria Waldrast, Oktober 2021

Im Seminar an dem wundervollen Kraftort im Tirol geschah es dann zum ersten Mal, dass ich im Seminar gar nichts »wollte«. Ohne ein konkretes Anliegen, ohne etwas »bearbeiten«, »optimieren« oder »lösen« zu wollen, bin ich voller Freude dorthin gefahren. Ich war offen dafür, die Zeit im Kreis von geliebten bekannten und neuen Weggefährten zu genießen, mich inspirieren zu lassen und einfach zu beobachten, was in mir war.

Am zweiten Tag, inspiriert von den ersten drei Herzsitzen, merkte ich in der Zwischenpause die Intensität in mir ansteigen. Ich hatte Herzklopfen, zitterte, schwitzte und fühlte den starken Drang in mir, auf den Herzsitz zu gehen. Ich gab dem nach, obwohl mein Verstand keinen Plan hatte, was ich dort sagen sollte. Das kannte ich so gar nicht von mir. Ein völlig neuer Umstand. »*Halleluja*«, sagte Bodhi, »*diejenigen, die Csilla kennen, wissen, was die Aussage bedeutet, sie habe keinen Plan. Wunderbar.*« Er grinste mit unschuldiger Neugier.

»Es« sprach durch mich auf dem Herzsitz und ich hatte das unbändige Bedürfnis zu teilen, was grade in mir war: »*Eigentlich schon seit Wochen ist in mir eine grenzenlose Liebe, Dankbarkeit, Freude und Kraft ... und auch Demut, weil all das zu schön ist, um wahr zu sein. Ich weiß es, wie es sich anfühlt, sich gut zu fühlen aus der Persönlichkeit heraus. Ich war in meinem «ersten Leben« erfolgreich, ich erreichte meine Ziele, beruflich und privat. Es ist jetzt aber eine völlig andere Qualität, die von äußerlichen Ereignissen unabhängig ist und aus der Tiefe meines Herzens kommt. Dieser Prozess wird mir gerade jetzt noch einmal deutlicher.*« Ich hörte mich mein Erleben der vergangenen drei Monate erzählen.

Im Essenz-Training im Juli 2021 sei ich fast erstickt, manche hätten mich ins Krankenhaus einweisen wollen. In dem für mich trotz Atemnot sehr prägenden Seminar hätte ich einerseits die unzerstörbare Liebe meines Mannes zu mir fühlen dürfen, die zwei Seelen verband, die eine sehr lange und lebensübergreifende Geschichte miteinander hätten. Andererseits sei ein abgrundtiefes Mitgefühl für mich selbst da gewesen, das mich überwältigt habe. Ich sei schon ein paar Mal an diesem Punkt gewesen, aber vor drei Monaten hätte ich gedacht, jetzt sei ich wirklich durch. Euphorisch sei ich nach Hause gefahren, mit der Hoffnung, dass jetzt alles mit unserer Beziehung gut sei.
Ich erzählte auch, wie zwei Freunde von mir mitkamen und nach dem Seminar einige Tage bei uns verbracht hätten und wie ich sie unterwegs darauf vorbereitet habe, dass mein Mann sich stets sehr nett, freundlich und großzügig verhalte, sich aber für unsere Themen nicht so sehr interessiere. Daher würde er sich möglicherweise öfters zurückziehen wollen, mahnte ich, was aber bei der Größe unseres Hauses gar kein Problem darstelle.
Völlig ohne Erwartung erlebte ich in diesem Feld einen völlig anderen Mann an meiner Seite, als ich bisher kennengelernt hatte. Ich dachte, ich träumte, denn er war die meiste Zeit intensiv präsent. Offen und neugierig hörte er zu und beteiligte sich rege an unserem Austausch. Wir hatten bis nachmittags um 3 Uhr auf der Terrasse gefrühstückt, viel über die Seminararbeit erzählt, spirituelle Erfahrungen ausgetauscht, über Arzt-Sein und Heiler-Sein gesprochen. Ich war überglücklich und konnte kaum fassen, dass mein Mann sich immer noch nicht zurückgezogen hatte. Ich interpretierte diesen Zustand als eine Bestätigung für meine

neuesten Einsichten im vorangegangenen Seminar. Gleichzeitig war ich zutiefst überzeugt, dass unser andauernder Kampf ab diesem Tag mit einem Schlag aufhören würde.

Ent-Täuschung! Als die beiden abgereist waren, brach das hoch schwingende Feld zusammen, und es war alles wie früher. Ich war wieder die einst gescheite, nun aber verrückt gewordene Wissenschaftlerin, die sich fragwürdigen und esoterischen Inhalten verschriebe, weil sie nicht bereit sei, bei sich selbst genauer hinzuschauen.

ICH BIN LIEBE

Ungarn, Sommer 2021

Mein Vorhaben, einen wunderbaren und befreiten Sommer mit meiner Familie in meiner Heimat in Ungarn zu verbringen, entpuppte sich nach diesen Ereignissen als illusorisches Wunschdenken. Ich hatte den ganzen Sommer große körperliche Probleme, die Atemnot war wieder stärker, ich war dauererschöpft, irgendein Körperteil tat ständig weh, ich konnte nicht einmal Tennis spielen (was ich ansonsten selbst im halbtoten Zustand machte). Täglich waren Konflikte im Raum, es war unglaublich anstrengend und mühsam. Mit Hilfe und abwechselnder Unterstützung von vier Freundinnen schaffte ich es einigermaßen, bei mir zu bleiben. Mit voller Entschlossenheit gab ich mich allem, was war, hin, dem Schmerz, körperlichen Symptomen oder unangenehmen Emotionen wie Hilflosigkeit, Verzweiflung, Angst oder Wut. Ich hatte absolut keine Ahnung, wo das hinführen würde, aber etwas in mir wusste, dass der einzig mögliche Weg war, alles, was ist, so anzunehmen, wie es ist. Manchmal ist mir das nicht mehr gelungen. Dann bin ich ausgeflippt, was bedauerlicherweise mein Mann und meine Tochter voll abbekommen haben. Ich konnte gerade noch beobachten, wie unterschiedlich die beiden darauf reagierten. Meine Tochter war sehr sauer auf mich und sagte in etwa: »Weißt du Mama, ich verstehe das schon, dass du jetzt grade tiefe Traumatisierungen aus deiner Kindheit auflöst, aber ich bin 10 Jahre alt und Kind. Bitte mache das mit dir selbst aus. Schreie den Baum an und nicht mich«. Mein Mann war deutlich mehr in unsere Streitgespräche involviert und machte mir wiederholt deutlich, was für eine schlimme Frau ich sei, die ohne Rücksicht auf andere immer um sich herum kreise und dass er es nun wirklich satt habe, seit so vielen Jahren meine Launen zu ertragen.

Und dann ist etwas wie ein Wunder passiert. Mein Bruder lag mit einer Hirnblutung in Traunstein auf der Intensivstation, mein Mann und ich besuchten ihn dort. Während mein Mann danach nach Hause fuhr, nahm ich den Zug zurück nach Ungarn, um mit unserer Tochter die verbliebenen zwei Wochen Ferien dort zu verbringen. Inspiriert durch ein langes Telefonat mit einer Freundin war auf einmal plötzlich eine große Klarheit in mir entstanden: die Ausrichtung auf die bedingungsfreie Liebe. Es war in etwa an der Grenze zwischen Österreich und Ungarn im Zug, dass sich mir der Weg ganz deutlich zeigte, sowie der offensichtliche nächste Schritt ... »Ich muss einfach selbst zu Liebe werden«, sagte ich mir und war völlig verwundert, wieso ich nicht früher auf diese Idee gekommen war. Im gleichen Moment hatte ich die Antwort parat: Solange die eigene Frequenz nicht hoch genug war, Liebe ausstrahlen zu können, Liebe zu sein, brauchte es eben Liebe von außen. Meine Freundin warnte mich, dass dieser Weg am Anfang der schwierigere werden könnte, aber für mich auf jeden Fall mit dem größeren Wachstumspotenzial verbunden sei, als eine Trennung, die ich erneut in Erwägung zog. Für mich fühlte sich der Weg alternativlos an. Während der letzten beiden Urlaubswochen malte ich mir lebhaft aus, wie ich mich in den zahlreichen altbekannten Konfliktsituationen mit meinem neuen Bewusstsein verhalten würde.

Nun war ich seit über einem Monat zu Hause und erlebte alles völlig anders als während unserer unharmonischen und konfliktbehafteten Ferien. Mein Mann verhielt sich wie ausgewechselt. Ich nahm ihn jetzt genauso wahr, wie während der paar Tage, als meine Freunde nach dem Essenz-Training im Sommer bei uns waren. Ich konnte meine und auch seine Liebe in mir so deutlich spüren wie ganz am Anfang unserer Beziehung. Es war alles so leicht. Wir waren gerade dabei, uns neu zu verlieben, der Umgang miteinander war sanft und liebevoll. Tiefe Gespräche entstanden mühelos, ohne es zu beabsichtigen. Es war wundervoll. Unsere Tochter fühlte sich in ihrem selbstgewählten, neuen Umfeld im Internat vollumfänglich glücklich. Ein weiterer positiver Aspekt in diesem Zeitraum. Für uns beide war es ein riesengroßes Geschenk zu beobachten, wie sie sich entwickelte. Zu Hause wäre das auf vielen Ebenen so nicht möglich gewesen. Sie kam jedes zweite Wochenende nach Hause und genoss unser Familienleben auf eine völlig neue Weise.

Der letzte Aspekt, der sich eindeutig ins Positive verwandelt hatte, war mein beruflicher Wiedereinstieg. Durch die Entscheidung meiner Tochter, ins Internat zu gehen, blieb mir nichts anderes, als zu akzeptieren, mehr Raum für mich einzunehmen. Ich machte mich nun ganz offiziell selbstständig und war völlig überrascht von der großen Nachfrage. Ich durfte nun tagtäglich erleben, wie wertvoll meine Begleitung für meine Klienten war, und es machte mir große Freude, dass ich Menschen nun durch meinen eigenen wachsenden Zugang zu mir selbst ganzheitlich und auf einer viel tieferen Ebene helfen, sie begleiten und unterstützen konnte, als in meinem früheren Leben als Ärztin in der Schulmedizin.

In diesem äußerst intensiven Sommer 2021 durfte ich endlich auch in der Praxis in der Tiefe begreifen, was es bedeutete, meine Wirklichkeit von innen heraus zu kreieren. Ich erkannte, dass meine emotionale Wahrnehmung anderer Menschen nur ein Spiegel meiner eigenen inneren Anteile war – im Positiven wie im Negativen. Ich begriff, dass negative Emotionen in mir, genauso wie Ablehnung, Abwertung oder Kritik einem anderen Menschen gegenüber, wertvolle Hinweise für meine eigenen unerlösten Themen waren. Und wenn ich diesen Themen mit Mut, Entschlossenheit und Liebe begegnete, verwandelten sie sich bzw. meine Wahrnehmung sich völlig – ohne dass sich im Außen groß etwas verändern musste.

DAS GROSSE GESCHENK

Stille-Retreat, November 2021

Das Stille-Retreat war schließlich das unerwartete Sahnehäubchen dieser ersten Phase meiner persönlichen Transformation. Ich schreibe bewusst »erste Phase«, weil mir inzwischen völlig klar ist, dass ich den Rest meines Lebens ab jetzt keineswegs mit Ausruhen auf dem Erreichten verbringen werde. Es gibt keinen Stillstand in der Bewusstseinsentwicklung und ich werde sicher noch viele weitere Runden um die gleichen Themen drehen, ähnliche und neue Themen entdecken. Es werden weitere Prüfungen kommen, um immer tiefer in mich selbst eintauchen zu dürfen. Was aber dennoch ganz anders war als bisher, war meine Haltung dabei. Ich war aus dem Drama ausgestiegen, die Identifikation mit meiner Persönlichkeit wurde immer schwächer. Von Tag zu Tag lernte ich mit mehr Leichtigkeit, Mut und Hingabe, die Wellen des Lebens zu reiten. In den vergangenen Monaten gab es keine ernsthaften Wellen, ich erlebte alle Bereiche meines Lebens als erfüllend, leicht und geschmeidig. Vor diesem Hintergrund wurde mir die Macht und Kraft der Stille in diesem Seminar bewusst.

Ich war immer eine »leidenschaftliche Paprika« und liebte Intensität im Außen. Mit viel Intensität im Außen ist es mir immer wieder mal im Leben gelungen, sie auch im Innen lebendig und wahrhaft zu spüren. Im Stille-Retreat habe ich zum ersten Mal erleben dürfen, wie laut und intensiv die äußerliche Stille innerlich sein kann. Ohne Ablenkung und Zerstreuung der Energie im Außen wirkte der nach innen gerichtete Fokus wie ein Zündstoff für nicht geklärte Themen. Es war mir vorher nicht bewusst, dass es überhaupt möglich war, den Ort der Intensität so nach innen zu verlagern, dass dabei keine Power verloren ging. Plötzlich erinnerte ich mich, dass ich bereits vor 14 Jahren – meinem Mann zuliebe – an einem Schweigeseminar teilgenommen hatte und mich damals darauf überhaupt nicht einlassen konnte. Mein ganzer Körper erinnerte sich an die Qual des Nicht-Sprechen-Dürfens und den Widerstand, mich meiner Innenwelt zuzuwenden. Es war offensichtlich der falsche Zeitpunkt gewesen, das Fühlen damals noch viel zu bedrohlich für mich. In Sass da Grüm war das schon anders: Erst als ich in die Stille gegangen bzw. von Bodhi zur Stille »verbannt« worden war, begannen die Transformationsprozesse. Trotzdem überraschte es mich, als ich in diesem Seminar die Stille als meinen natürlichen Urzustand entdecken durfte – es fühlte sich an wie ein Erinnern oder ein bewusstes Erkennen im Herzen. Ich war freudig überwältigt über diesen Ort der Stille in mir, zu dem ich zu jeder Tag- und Nachtzeit freien Zugang hatte. Um es im Bild aus dem ersten Teil des Buches zu beschreiben. Wir haben alle grundsätzlich die Möglichkeit, die Treppe zwischen den Etagen der Persönlichkeit und Essenz wieder aufzubauen. Durch meine tägliche Meditationspraxis war mir der Zustand der Stille zwar nun gut bekannt, aber die einfache Schlussfolgerung, dass ich mich auch dann, wenn es außen ganz laut und dramatisch zuging und meine Persönlichkeit meinte, jetzt unbedingt etwas erwidern oder sagen zu müssen, ganz freiwillig dorthin zurückziehen konnte, war mir bisher entgangen. Eine weitere großartige Entdeckung mit erlösender Wirkung. Was für eine gesunde und dramafreie Variante des Bewusstwerdungsprozesses!

Konkret durfte ich im Seminar zunächst meinem tiefen Schmerz über den Verlust meiner Mutter als fünfzehnjähriges Mädchen erneut begegnen. Diesen Schmerz projizierte ich ein Stück weit auch auf meine Tochter. Mein eigener, nicht vollständig gefühlter Schmerz hatte mich in den vergangenen Monaten daran gehindert, meine kleine Tochter mit voller Freude loszulassen, sie ihren selbst gewählten eigenen Weg gehen zu lassen. Natürlich war ich froh, darüber, dass sie sich in ihrem neuen Umfeld prächtig entwickelte, trotzdem spürte ich gleichzeitig eine der Situation nicht angemessene Traurigkeit in mir. Der Zusammenhang mit meinem eigenen Thema wurde mir in der ersten Seminarnacht durch ein kleines Ereignis als Auslöser im Außen bewusst. Der erste Auftritt meiner Tochter mit Solo-Gesang im Internat wurde am Tag vor dem Seminarbeginn veröffentlicht. Ich schaute mir stundenlang das Video in Dauerschleife an und meine Tränen flossen – ich wusste nicht, warum, und hatte keine Kontrolle darüber. Ich fühlte eine abgrundtiefe Traurigkeit in mir. Durch die Stille war ein Austausch mit anderen Teilnehmern nicht möglich. Mein zwangsweise nach innen gerichteter Fokus führte mich zu alten emotionalen Erinnerungen, bis ich plötzlich begriff, dass ich über den Tod meiner eigenen Mutter trauerte. Ich atmete bewusst, fühlte meinen Körper von innen her und konnte beobachten, wie meine Persönlichkeit darauf verzichtete, diesen für mich unerwarteten und verwunderlichen Zusammenhang weiter zu analysieren. Ich gab diesem alten, offensichtlich nicht ausreichend gefühlten Schmerz uneingeschränkt Raum und tat einfach nichts damit. Nach ein paar Minuten merkte ich die Freude in mir erwachen. – Ich konnte dann die Videoaufnahme auf einmal anschauen, ohne dass ich meiner Tochter meine ungelösten Emotionen anlasten musste.

Einen Tag später konnte ich während des Musikbeitrages einer Seminarteilnehmerin eine tiefere Schicht meiner Selbstverurteilung, die ich nach außen projiziert hatte, erkennen und fühlen. Der Auslöser war, wie meistens, auch diesmal eine Kleinigkeit, die mit meinem inneren Erleben gar nichts zu tun hatte: Die Teilnehmerin hat mutig und selbstbewusst, allerdings falsch gesungen. »Normalerweise« hätte ich in der Pause mit einer Person meines Vertrauens mich darüber ausgetauscht, wie nervig und anstrengend es für meine musikalischen Ohren war, ihr zuzuhören. Die in mir angetriggerte emotionale Ladung blieb aber in meinem Körper, denn die verbale Zerstreuung nach außen war durch die Stille blockiert. So blieb mir nichts anderes übrig, als meinen Fokus nach innen zu richten. Meine Persönlichkeit tobte, die Intensität war kaum auszuhalten. Mein begrenztes Ich war über die völlig übertriebene emotionale Reaktion wieder verständnislos, denn das Thema »Urteilen und Verurteilen« hatte ich schon als »gelöst« kategorisiert. Als ich anstatt Erklärung oder Abwehr der unangenehmen Intensität einfach erlaubte, sich in meinem ganzen Körper auszubreiten, konnte ich sehr klar meinen inneren Widerstand gegen das Fühlen wahrnehmen. Sobald auch der Widerstand meiner Persönlichkeit Raum bekam und gewürdigt wurde, kamen Verzweiflung und Ohnmacht hoch und ich erkannte, dass meine alte Wunde wieder berührt wurde. Nachdem auch das willkommen war, geschah Gnade und Erlösung. Ich durchschaute meine nach außen projizierte Selbstverurteilung und meine Urteile wegen des falschen Gesangs lösten sich. Es hatte sich nichts im Außen verändert, der Gesang war immer noch falsch, trotzdem konnte ich nach nur 2–3 Minuten, allein durch tiefen Selbstkontakt, mit Wertschätzung und in liebevoller Verbundenheit einfach nur zuhören.

Ohne Stille wäre die in meinen Zellen gespeicherte und durch die beiden Situationen hervorgerufene alte emotionale Energie im Außen zerstreut gewesen und die äußeren Trigger hätten mein Bewusstsein möglicherweise nicht erreichen können. Durch die Stille hatte die emotionale Ladung keinen Ausweg, nur einen Einweg: den Weg nach Innen.

Die wichtigste und überraschendste Lektion in diesen Tagen war für mich die Tatsache, wie einfach und alltagstauglich es ist, durch die Stille und die Bereitschaft, den Fokus nach innen zu richten, in wenigen Minuten tiefe Abgründe in uns zu fühlen und zu transformieren. Dadurch bekommt unser Erleben im Außen eine völlig andere Qualität: Wir sind weniger gestresst, genervt, ver/beurteilend, abwertend, zweifelnd, ängstlich, depressiv usw. Ein weiteres Geschenk des Seminars war für mich, in der Tiefe annehmen zu können, dass kein Thema vollständig »durchgearbeitet« oder »gelöst« sein kann. Es wird immer wieder noch tiefere und noch weitere Schichten unserer Verletzungen geben, die gesehen, gewürdigt, in Liebe angenommen und auf diese Weise geheilt werden können, dürfen oder möchten. Was für ein Geschenk ist es, im Setting eines solchen Seminars unseren tiefen inneren Prozessen viel leichter, als es im Alltag möglich ist, den nötigen Raum zu geben.

Im Stille-Retreat kam ich durch die lange Warteliste trotz Anmeldung nicht auf den Herzsitz. Überrascht stellte ich fest: Es geht auch ohne Bodhi. Große Dankbarkeit breitete sich in meinem Körper aus für diese Erfahrungen. Ich nahm die Stille in einer völlig anderen Qualität in meinen Alltag mit.

IM LICHT

Ausgelöst durch eine dramatische Situation in meinem nahen Umfeld wurde ich Anfang des Jahres in einer bisher nicht erlebten Tiefe mit meiner Hilflosigkeit, Ohnmacht und Erschütterung konfrontiert. Ich musste zusehen, wie ein mir und meiner Familie nahestehendes, kleines Kind dabei war, durch unbewusste Traumatisierung durch den Vater eine psychische Störung zu entwickeln. Was dieses Kind erlebte, erleben weitere Millionen von Menschen auf der ganzen Welt. In der Zeit, in der wir jetzt leben, wird all das sichtbar gemacht, was für eine erbarmungslose, verheerende und folgenschwere Wirkung das Verhalten von unwissenden, unbewussten Eltern hat. Sie agieren verwirrt, haltlos, glaubenslos, ausschließlich im eigenen Drama kämpfend und nicht aus dem Elend herauskommend, sich selbst schützend aus ihrer begrenzten Ich-Identität, aus ihrer konditionierten Persönlichkeit bzw. aus ihrem verletzten inneren Kind heraus. Das ist zerstörerisch. Sowohl für Zuschauer, die völlig machtlos sind, als auch für Täter und Opfer. Auch ich war in solchen Verhaltensmustern gefangen. Die Situationen sind dazu da, um all die tiefen emotionalen Wunden sichtbar zu machen, die vernichtenden Schmerzen zu fühlen und sich der Ohnmacht auf dieser Ebene hinzugeben. Das Leben wird durch diese Loslass-Prozesse immer leichter, auch das sich Einlassen auf das, was ist.

Erste Schritte in das überpersönliche Leben

Ich bin mir aus eigener Erfahrung sicher, alles, was ich in diesem Buch beschrieben habe, ist richtig und gut und hilfreich. Aber irgendwann kommt der Punkt, liebe Leserin, lieber Leser, wo gelerntes Wissen, Theorie, Übungen und Techniken nichts mehr nützen. An dem Punkt bleibt nur noch die Möglichkeit, in unsere eigenen tiefsten Schatten und in die tiefste Dunkelheit einzutauchen. In eine Dunkelheit, in der wir noch nie waren, die uns die ganze Energie und den Boden unter den Füßen wegreißt. Auf diese grausame Weise werden wir geschliffen, denn bis wir durch unsere Themen hindurchgegangen sind, sind wir emotional unreife Wesen. Es gibt noch viel Schlimmes in der Welt und das in Liebe zu umarmen ist genau unsere Übung aktuell. Die Aufgabe ist, zu verinnerlichen, dass in Wahrheit wir selbst das Licht sind, mit einer großen Kraft, Ausdehnung und Aura, sodass wir unser Umfeld allein mit unserem Sein heilen können. Auf diesem Weg sind wir, bin ich, aber erst am Anfang.

Das neue Zeitalter beginnt mit diesen tiefen Schmerzen und den Beschränkungen, die sich gerade den Menschen zeigen, die bisher vorwiegend noch in einer Komfortzone waren. Diese Zumutung, das, was wir aushalten müssen, ist die unangenehme Seite des Lebens und des Seins, aber es gehört auch zum Menschsein dazu, genauso wie das angenehme. In Wahrheit gehört auch diese Phase zu einer ganz großen Transformation der Menschheit dazu. Die Transformation wird durch eine tiefe Liebe geführt und begleitet, damit wir auf allen Ebenen in die Vergebung und in die Demut kommen und vollständige emotionale Bewusstheit entwickeln können. Wir sind alle sowohl Dunkelheit als auch Licht. Wo wir jetzt gerade stehen, entscheidet unser Bewusstsein. Aus diesem Grund können wir nur durch Schwingungserhöhung und Bewusstwerdung diese Themen, die Illusion, die Maya, die Matrix schlussendlich transzendieren.

Für diesen Prozess begebe ich mich regelmäßig in meinen inneren stillen Raum der Heilung. Dieser Raum ist nicht nur der Heilungsraum für mich persönlich, sondern von hier aus kann ich auch anderen Menschen Heilung schenken. Ich nehme meinen Schmerz, meine Ohnmacht und Hilflosigkeit dorthin mit, denn dieser Raum ist dafür geschaffen, um all das in die Vergebung,

Auflösung und Transformation zu bringen. Ich dehne meinen Geist aus so weit ich kann und gebe mich dem Leben, dem Schmerz, dem Leid und den Emotionen hin. Wenn ich mit meiner Essenz verbunden und in der Schwingungsfrequenz der bedingungsfreien Liebe bin, kann ich von dort aus meine Energie in die Welt schicken und von dieser Ebene aus mit meinem inneren Licht strahlen; zu diesem Kind, zu seinem Vater und zu allen, die an dem Elend beteiligt sind. Aus dem tiefen Frieden, der in diesem Raum herrscht, dehne ich mein Energiefeld aus und hülle die betroffenen Menschen in mein Liebesfeld ein. Ob die einzelnen Menschen diese Energie annehmen oder nicht, ist immer eine Entscheidung des Einzelnen in Interaktion mit seiner Seele. Die schwierigste Aufgabe für mich ist zu akzeptieren, wenn ich erkenne, dass ich nichts tun kann. An dem Punkt muss ich auch dieses »nichts tun können« in Liebe annehmen und die Lösung dem höchsten göttlichen Willen übergeben. Weder Kampf noch Überzeugungsversuche oder Manipulation können den Prozess beschleunigen, denn ich bin nur eine Brücke oder ein Kanal für die heilende Liebesenergie. Die Entscheidung, ob Bewusstwerdung und Heilung geschehen dürfen oder nicht, ist dem freien Willen des Menschen überlassen. Das ist das höchste Gesetz.

Gleichzeitig ist diese Akzeptanz die Übung, um tiefste Demut und bedingungsfreie Liebe lernen zu können. Nichts geschieht per Zufall und es gibt keinen anderen Weg, als durch die eigene Hölle zu gehen. Die Dunkelheit kann nur auf diese Weise aufgelöst werden und nicht durch die Persönlichkeit oder durch den Willen, frei nach dem Motto: »Ich möchte es aber anders.« Es geht darum, dass wir zuerst lernen, das Liebesfeld in uns bedingungslos zu halten, um in diesem Feld unsere negativen und zerstörerischen Emotionen mit Mitgefühl anzunehmen, im Sinne einer tiefen Wahrheit und im Urvertrauen, dass alles genau so sein darf, wie es ist. Das ist der Weg, auf dem wir lernen können, das Allerhöchste durch uns fließen zu lassen. Diese Macht, diese Möglichkeit, die in uns ist, wird im nächsten Zyklus durch eine höhere Macht und durch die Öffnung für eine höhere Liebesfrequenz wieder verloren gehen. Das inspiriert und öffnet uns noch weiter und führt immer mehr in die bedingungsfreie Liebe hinein. Bis wir selbst begreifen, dass wir selbst die Kraft, die Heilung des Lebens und das Licht der Welt sind. Das braucht sehr viel Übung. Am Anfang ist es nur Theorie, aber in diesem Prozess werden wir zu einer erlösenden Kraft für andere, indem wir nicht mehr in die Ängste, Wut, Hass, Hilflosigkeit oder Ohnmacht einsteigen, sondern sie in uns fühlen und sie unserer höchsten Liebe übergeben, die alles umhüllt und transformiert. Einen spirituellen Weg zu gehen, ist die größte Herausforderung für die Persönlichkeit. Denn diesen Weg aus der Essenz versteht der Verstand nicht. Doch irgendwann ist die Frage nicht mehr: »Was will ich von der Liebe«, sondern: »Was will die Liebe von mir, wo führt sie mich hin?«

Der Segen, der uns durch unsere innere Arbeit zuteilwird, sowohl für uns in unserem persönlichen Menschsein als auch im kollektiven Feld, ist unermesslich. Das, was uns durch Gnade geschieht, gehört nicht uns persönlich, es gehört dem Ganzen. Wenn das immer tiefer verstanden wird, führt es uns in ein überpersönliches Leben, das sich Stück für Stück freier von der Identifikation mit dem begrenzten, wollenden, strebenden Ich entfaltet. Jeder Sturzflug endet dann mit einer wunderbaren Landung auf einer neuen Ebene. Auf diese Weise werden wir viele »Tode« sterben, bis unser physischer Körper sich aus der Dimension des Menschseins verabschiedet.

Ich habe zu diesem Weg mit meinem freien Willen »Ja« gesagt. Ich bin am Anfang dieses Weges und weiß, dass es der Weg der Erlösung, des Lichts, der wahren Weisheit und Erkenntnis ist. Ich bin entschlossen, die Zeit, die mir als Mensch auf diesem Planeten gegeben wird, für diesen überpersönlichen Dienst zu nutzen. »Und wenn ein Schatten auf dich fällt, dann bist du immer noch das Licht der Welt, denn Gott ist immer da, wo du gerade bist.«

AUSBLICK

Heute, im Februar 2022, knapp 15 Jahre, nachdem der Notruf meiner Seele mich aus der mir damals so vielversprechend erscheinenden Spur herausgerissen hat, bin ich dankbar, dass ich meine »Karriere« als Patientin aus der Perspektive einer Ärztin und Wissenschaftlerin nachvollziehen durfte. In meiner Wahrnehmung habe ich auf diesem Weg zu mir selbst die wahre Medizin gefunden. Und so ganz nebenbei vollzieht sich gerade meine wundersame Heilung auch auf der körperlichen Ebene. Insbesondere meine Arbeit der vergangenen beiden Jahre, in denen die Seminararbeit in Gruppen bei Gerd Bodhi Ziegler in Vordergrund stand, wirkten als Katalysator in meiner Bewusstseinsentwicklung und Heilung. Ich bin unendlich dankbar, dass das Leben mich zu ihm geführt hat. Ich bin dankbar für meine völlig neue Perspektive in allen Bereichen meines Lebens, für meine Gesundung, für meinen beruflichen Wiedereinstieg nach 15 Jahren als ganzheitliche Ärztin und nicht zuletzt bin ich dankbar für die Menschen, die ich in diesem Feld kennen lernen durfte.

Nicht jeder Mensch muss die Lektionen, die seine Seele für dieses Leben vorgesehen hat, durch Krankheit und Heilung lernen. Und nicht jeder Mensch durchläuft die Phasen, die ich durchlaufen habe. Jeder Mensch hat seinen individuellen, wundervollen Weg, auf dem er die universellen Quintessenzen seiner Lektionen für sich selbst erschließen darf. Mein Prozess des Erwachens gestaltete sich langwierig, schleppend, kampferfüllt, anstrengend, quälend, dramatisch, ungestüm ... Ich habe nichts ausgelassen und es scheint, als seien meine Muster auf einer tiefen und verborgenen Ebene meines Bewusstseins derart festgefroren gewesen, dass selbst heftigste Botschaften meinen unverdrossenen und hartnäckigen Verstand nur sehr mühsam durchdringen konnten. Bis ich die Variante »freiwillige Intensität« auf dem Herzsitz erleben durfte.

Worum geht es in dieser »freiwilligen Intensität?« Es geht nicht darum, willentlich die Ebene zu wechseln oder in der Essenz zu bleiben. Das gelingt nicht; ich kann diesen Zustand weder »erreichen« noch »festhalten«. Es geht nur darum, freiwillig und immer wieder den aktuellen eigenen Bewusstseinszustand zu erkennen und zuzugeben, dass ich im jeweiligen Moment eher von meiner Persönlichkeit dominiert werde und dadurch Trennung kreiere. Das ist tatsächlich das Einzige, was ich aktiv tun kann: eine wahrhaftige Einschätzung meines gegenwärtigen Bewusstseinszustandes. Auf diese Weise zeigen sich unbewusste Persönlichkeitsstrukturen in den unpassendsten Momenten. Das kann sich unbehaglich bis peinlich anfühlen, führt aber immer zu weiteren Erkenntnissen, sobald ich anerkenne, dass ich mit meiner Persönlichkeit identifiziert bin. Erst dann kann dieses »darüber hinausgehen« – oder tiefer hineingehen – geschehen. Die Folgen sind Heilung und Befreiung, Unmögliches wird möglich, es passieren Synchronizitäten und glückliche Fügungen.

Jedes Mal, wenn ich in diesem Kampf- oder Wollen-Modus bin, frage ich mich: »Was bin ich jetzt? Bin ich das Tun, das Denken, das Fühlen oder das Sein? Kann ich sein? Gelingt es mir, einfach nur zu sein?« Dann geschieht etwas und Essenz übernimmt. Ich mache das nicht selbst und es gibt auch kein »Wie muss ich das machen?« dabei. Es ist das pure »Sein«. Es gibt eine ganze Reihe von Hilfsmitteln: meinen Atem beobachten, den Körper fühlen, aber das ist nicht immer nötig. Nochmal, ein bewusstes, willentliches »Darüber-Hinausgehen« ist nicht möglich. Genauso gibt es keine Methode oder Technik, kein Konzept oder Wissen und keine Rituale, die einen Erfolg garantieren. Die regelmäßige Meditation katapultiert mich ins Jetzt und ist hilfreich in der Behandlung meiner Sucht für die Identifikation mit meiner Persönlichkeit. In der Stille kann ich tiefer in den Bewusstseinsbereich hineintauchen, der ohnehin schon da ist. Das ist aber wie in einer Fahrschule. Ich gehe nur so lange dorthin, bis ich Auto fahren kann. Es wäre sinnlos, daraus ein Ritual zu machen und weiterhin täglich in die Fahrschule zu gehen. Wenn ich im Jetzt bin, brauche ich keine Übung mehr, den Weg ins Jetzt zu finden. Dann brauche ich weder die Meditation noch andere Werkzeuge, die mich ins Jetzt führen. Ich muss einfach nur sein, ohne zu wissen, wer genau ich sein kann oder was genau ich fühle. Es ist still in mir und dann lade ich die Liebe ein.

Und in diesem Moment kommt die Kreativität. Ich bemerke, dass ich das Richtige sage und im richtigen Moment aus dem richtigen Grund tue. Ohne Wollen oder Anhaftung und ohne das Ergebnis zu kennen. Die Worte und Handlungen kommen aus der Essenz, mein persönliches Ich hat nichts damit zu tun. Daher ist es tatsächlich sehr einfach. Ganz egal, was geschieht, und es geschehen nach wie vor Ereignisse, die meine Persönlichkeit nicht will: Ich verbinde mich mit meiner Essenz, lade die Liebe ein, und dann stellen die richtigen Worte und Handlungen sich mühelos ein.

Das Sein und das Leben selbst sind eine unermesslich liebevolle Intelligenz, die meine Persönlichkeit durch ihre Begrenztheit nicht erfassen kann. Wenn ich diese Intelligenz einlade, in meinem Leben zu wirken, beginnt das Leben selbst die Entscheidungen zu treffen. Daher ist es wichtig, mit allem einverstanden zu sein, was das Jetzt anbietet. Denn sobald ich beginne, mich gegen die Entscheidungen dieser höheren Intelligenz zu wehren, zieht sie sich wieder zurück. Erst wenn die vollkommene Hingabe zum Jetzt und zu dem, was ist, gelingt, können weitere Heilung und Befreiung geschehen.

Diese Spirale hört nicht auf, solange ich in meinem Menschenkostüm unterwegs bin. Es ist wie ein unaufhörliches Schleifen meiner Geisteshaltung, die – pragmatisch formuliert – wie mein Bewusstsein meine Wahrnehmung in jedem gegebenen Moment meines Lebens interpretiert. Das ist heute anders, als es gestern war, weil ich seitdem neue Erfahrungen gemacht habe. So prallt meine innere Welt immer wieder aufs Neue mit der äußeren Welt zusammen, indem das, was ich für wahr halte, im Widerspruch mit dem ist, was im Außen als wahr erscheint. Das sind weitere Prüfungen in meinem erwachten Menschsein, wo meine innere Wirklichkeit mit der äußeren Realität kollidiert. Es entsteht immer Schmerz und Unbehagen, wenn Selbst und Nicht-Selbst in Kontakt geraten. Mit meinem Bild ausgedrückt: Nach jeder Gefängniszelle, aus dem ich mich befreit habe, tut sich eine neue Gefängniszelle auf, in der es sich zunächst so anfühlt, als wäre ich nun endgültig frei.

Dieses Gefühl hat nur für eine Weile Bestand, denn »endgültig frei« gibt es nicht im Menschsein. Wenn ich den nächsten Abgrund erlebe, etwas höllisch wehtut und oder zutiefst unangenehm ist, weil ich die Wirklichkeit verloren und mich in meiner illusorischen Ich-Identität wiedergefunden habe, geht es augenblicklich um meine entschlossene und freudvolle Bereitschaft, diese nächste Welle des Lebens zu reiten. Wenn eine Welle kommt, die mich herausfordert, wenn ein Schatten sich zeigt, wenn ich einen Schmerz erlebe, ist das immer die Chance für Transformation, Heilung und Befreiung. Es gilt, genau dem zu begegnen, was ich eigentlich nicht erleben will, was aber sowieso schon da ist. Die Kunst ist zu lernen, damit zu sein, dem Raum zu geben und nichts damit zu tun. Den Schmerz zu fühlen, ihn ins Herz zu atmen und ihn liebend und mitfühlend zu umarmen. Er verwandelt sich dadurch in pure Intensität, in einen lebendigen Frieden. Der Schlüssel ist die Liebe, denn die Liebe ist die einzige Frequenz, die einzige Kraft, die wirklich heilt. Durch die Liebe kann auch diese Angelegenheit in die Einheit gehen und der Schmerz kann sich mit der Ausatmung verabschieden. So geschieht Heilung und Befreiung.

Durch diese Erfahrungen bekomme ich ein tiefes Verständnis für das Menschsein und daraus erwachsend ein tiefes Mitgefühl für Menschen, die durch entsprechende Erfahrungen gehen. Durch diese Erfahrungen wächst auch die Bedingungsfreiheit meiner Liebesfähigkeit. Wenn das einmal begriffen wird, ist erkennbar, dass dieses verrückte Spiel im Menschsein der Weg ist, lieben zu lernen. Das ist das, wofür ich als Mensch auf der Erde inkarniert bin. Darüber hinaus sehe ich das in meiner Arbeit mit Menschen als meine Mitwirkung für die kollektive Bewusstseinserweiterung und auch als ein Aufruf für die Zusammenarbeit zwischen Schulmedizin, alternativmedizinischen und spirituellen Heilverfahren und Ansätzen. Die Essenz meiner Erkenntnisse und Erfahrungen ist universell, jeder Mensch erfährt und begreift wenige oder viele davon oder völlig andere während seines Menschseins. Dort, wo mich meine Erfahrungen hingeführt haben, ist die persönliche Geschichte eines Menschen zu Ende. Denn was ich als Mensch erleben und lernen durfte, geht über mein Leben hinaus.

Es ist also nicht nur meine persönliche Geschichte, sondern die überpersönliche Erfahrung der Reifung der Persönlichkeit und des anschließenden Erwachens. Ich kann und will sie auf der Ebene des Verstandes weder begründen noch beweisen. Diese Zusammenhänge sind lediglich erfahrbar und selbst eine Beschreibung ihrer, was ich in diesem Buch versucht habe, macht sie höchstens als Konzept verständlich, aber immer noch nicht begreifbar. Möge meine Geschichte andere Menschen inspirieren, ihnen Mut machen und sie auf ihrem einzigartigen Weg durch das Leben unterstützen und bestärken.

Danksagung

Ich danke meinem Ehemann, dass er mir wertvolle Hinweise bei der Korrektur des Manuskriptes gegeben hat und in den vergangenen 15 Jahren unseres gemeinsamen Lebens, in meiner bisher schwierigsten Lebensphase, mit all den Höhen und Tiefen, bei mir geblieben ist. Die Tiefen waren bisher zahlreicher als die Höhen, aber das Verhältnis verändert sich deutlich seit der letzten großen gesundheitlichen Katastrophe vor 4 Jahren. Mal schauen, wie es weitergeht.

Ich danke unserer Tochter, die in ihren ersten 10 Lebensjahren – öfter als gut für sie war – der Kitt in unserer Ehe gewesen ist und durch ihr »angepasstes Funktionieren« für meine Prozesse Raum gegeben hat. Möge sie sich auf ihrem eigenen Weg von dieser frühen Verantwortung und Belastung, die weder die ihrigen sind noch ihr hätten zugemutet werden sollen, irgendwann vollständig befreien.

Ein Herzensdank an Bodhi, der mir dazu verholfen hat, mich selbst aus einem mehr oder weniger zufriedenen Menschen zu einer vollkommen erfüllten Frau zu verwandeln. Er war bei der Geburtsstunde meines »zweiten Lebens« präsent.

Ich danke meinen zahlreichen Begleitern, Behandlern, Therapeuten, Trainern und Coaches, die mich hingebungsvoll und mit kompetenter Arbeit aufgefangen, auf meinem langwierigen Heilungsweg unterstützt und jeweils ein Stück weitergebracht haben.

Ich danke meinen Freunden und Freundinnen, die mir, so gut sie konnten, zur Seite standen und mir zum Teil immer noch zur Seite stehen. Besonderer Dank gilt Renate für ihre wertvollen Korrekturen während der Erstellung des Manuskriptes.

Dank auch an meine Eltern, die die gewählten Lektionen meiner Seele in meiner Kindheit aufgeladen haben. Dadurch konnte ich die Erfahrungen machen, die erforderlich waren, um mich schließlich erinnern zu können, wer ich wirklich bin.

Ich danke meiner Seele, dass sie mir diesen so schmerzhaft wie bereichernden Erfahrungsprozess, inklusive einer beruflichen 180°-Wende zugemutet hat. Es fühlt sich an, wie zwei Menschenleben in einer Inkarnation. Ich danke ihr, dass sie mir vertraut und mich ermutigt hat, diesen Weg als Mensch zu überleben, insbesondere dann, als meine Persönlichkeit das nicht mehr wollte oder konnte, weil sie den Glauben daran verloren hatte.

In Wirklichkeit ist das Leben selbst der Autor dieses Buches. Damit aber Sie, liebe Lesende, es nun in Ihren Händen halten können, hat das Leben mich genau zum richtigen Zeitpunkt zu den richtigen Menschen geführt, die wesentlich dazu beigetragen haben, damit dieses Projekt manifestiert werden konnte. Riesendank aus meinem tiefsten Herzen an meine Lektorin Ina Kleinod und ihr fantastisches Team, mit Natalie Nicola und Kerstin Fiebig, die mich nicht nur mit fundierter Fachkompetenz und hervorragenden Vorschlägen, sondern auch mit außergewöhnlicher Hingabe und Feingefühl im Prozess der Veröffentlichung begleitet haben.

Ein großes Dankeschön an Oliver Schil, dass er immer ein offenes Ohr für meine Anliegen hatte und mit seinem Unternehmen dafür gesorgt hat, dass das Buch professionell gedruckt und vermarktet werden kann.

Über die Autorin

Die gebürtige Ungarin und Ärztin Csilla Jámbor (*1974) begleitet Menschen auf dem Weg zu ihrem höchsten Lebenspotenzial durch Bewusstseinsentwicklung. Ihre Motivation bezieht sie aus ihrer eigenen Heilungsgeschichte, die im Jahr 2007 als Leidensweg begann: Nach einer Routine-Operation erkrankte sie und galt aus schulmedizinischer Sicht als unheilbar. Ihre erfolgreiche Arbeit als Anästhesistin und Intensivmedizinerin musste sie im Zuge teilweise lebensbedrohlicher Komplikationen und Rückschläge immer weiter einschränken und zuletzt komplett aufgeben.

Doch auch als Patientin blieb sie eine leidenschaftliche Forscherin – diesmal in eigener Sache. Sie lernte äußerst wirksame alternative und unkonventionelle Behandungsansätze kennen, die es ihr ermöglichten, entgegen aller rationalen Prognosen wieder zu gesunden. Aufgrund dieser Erfahrung war sie bereit, ihre wissenschaftliche Haltung noch einmal völlig neu zu hinterfragen und sich für ganzheitliche Perspektiven im therapeutischen Spektrum zu öffnen – ein schmerzlicher Prozess mit herausfordernden Konsequenzen und einer neuen Berufung.

Heute lebt und arbeitet Csilla Jámbor in eigener Beratungspraxis in der Nähe von Bamberg. Sie gründete 2021 das HDS-Institut und gibt Seminare und Workshops sowie Einzelcoachings.

Kontakt
www.hds-heiledichselbst.de
info@hds-heiledichselbst.de